AF186701

Danksagung:

Ich möchte Allen Carr *(2 September 1934, London – 29 November 2006, Benalmádena)* von ganzem Herzen danken. Ohne sein Wissen über das Rauchen, dass er glücklicherweise mit der Welt geteilt hatte, würde ich sehr wahrscheinlich immer noch weiterqualmen.

Ich bin unheimlich stolz auf mich dass ich meinen Weg in ein rauchfreies Leben geschafft habe. Ich möchte zu guter letzt auch jedem einzelnen von Ihnen danken dass Sie sich für mein Buch interessiert- und es natürlich gelesen haben.

Vielen Dank

Lorenz Päxen

Rauchfrei

Meine 365 Tage nach der letzten
Zigarette.

Vom gescheiterten Versuch
bis zum endgültigen Erfolg

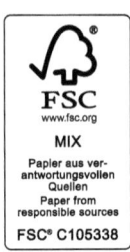

Bibliografische Information der Deutschen Nationalbibliothek:
Die Deutsche Nationalbibliothek verzeichnet diese
Publikation in der Deutschen Nationalbibliografie;
detaillierte bibliografische Daten sind im Internet
über http://dnb.dnb.de abrufbar.

© 2019
Herstellung und Verlag: BoD – Books on Demand,
Norderstedt.

ISBN: 9783749409709

Inhaltsverzeichnis

Vorwort

Dieses Buch ist mein Tagebuch. Es begleitete mich von meiner letzten Zigarette an ein Jahr lang. Es half mir die ganze Zeit auf meinem Weg, das Rauchen zu beenden. Während der Entzugszeit ist alles in Echtzeit geschrieben. In dieser Entwöhnungsphase habe ich meine Gedanken immer sofort notiert. Im weiteren Verlaufe habe ich abends meine Gefühle und Gedanken in mein Tagebuch geschrieben. Ich werde in diesem Buch ganz detailliert berichten, wie es mir auf meinem Weg ergangen ist und wie es war, meine letzte Zigarette für immer auszudrücken. Dies alles gelang mir mit so einer unglaublichen, faszinierenden Leichtigkeit, von der ich Ihnen gerne erzählen möchte. Sie können mich auf meinem Weg begleiten und erfahren, wie es für mich ganz persönlich war, ein Leben als Nichtraucher zu starten. Ich habe 365 Tage lang meinen inneren Wandel, der durch das Ausdrücken meiner letzten Zigarette zu Stande gekommen ist, niedergeschrieben und möchte meinen wunderbaren Weg gerne mit Ihnen teilen.

Ich werde Ihnen <u>keinen</u> Weg aufzeigen, mit dem Sie mit dem Rauchen aufhören können. Ich werde Sie auf eine Reise mitnehmen, die meinen Weg, meinen Absprung aufzeigt. Womöglich kommen Sie dadurch ins Grübeln und fragen sich: „Warum rauche ich eigentlich?" Genau diese Frage habe ich mir vor einem Jahr gestellt: „Warum rauche ich eigentlich? Warum gebe ich für etwas Geld aus, das mich langsam, aber sicher innerlich wie auch äusserlich zerstört?"

Ich freue mich sehr darauf, meine Reise mit Ihnen zu teilen.

1. Der Anfang

Mit 13 Jahren habe ich mit dem Rauchen angefangen. Wie die meisten habe ich mich nach der
ersten Zigarette unwohl gefühlt. Mir wurde entsetzlich schlecht, aber ich habe mich mit langsamen
Zügen vorgearbeitet.

Das Rauchen war nach meiner damaligen
Sichtweise etwas Erwachsenes und Verbotenes.
Etwas Cooles. Ich wollte dazugehören. Wie die
meisten Raucher würde auch ich mit meinem jetzigen Wissensstand nie mit dem Rauchen anfangen.
Wenn es einen Knopf gäbe, um an den Tag vor
meiner ersten Zigarette zurückzukehren, würde ich
ihn ohne zu zögern drücken. Doch diesen Knopf
gibt es nicht. Das Rauchen begleitete mich vorerst
während sieben Jahre meines Lebens. Mitten in den
eigenen Reihen wurde ich von Kollegen und
Freunden zum Rauchen verführt. Es war „in" und
schien zum Erwachsenwerden dazuzugehören.
Jahre später gehörte ich schliesslich zu den Erwachsenen, die ihr Raucherdasein bedauern und
beenden wollen, falls sie die Zigaretten bis dahin
nicht schon umgebracht haben. Ich gehörte zu
denen, die den Tag, als sie zum ersten Mal an einer
Zigarette zogen, bereuen und gerne rückgängig
machen würden. Ich wollte endlich dem elenden
Teufelskreis, den ich mir nicht selbst ausgesucht
hatte, entfliehen. Früher einmal geraucht zu haben,
ist eine Erfahrung, die ich eines Tages mit ins Grab

nehmen werde, aber es gibt Dinge im Leben, von denen ich besser die Finger gelassen hätte.

Die meisten Raucher fangen bereits als Teenager damit an. Weshalb ist das so? Ich denke, ein Teenager muss sich finden, muss seine Identität suchen, erwachsen werden, möchte neue Dinge ausprobieren und wird dabei vom Freundeskreis beeinflusst. Ich kenne kaum einen Erwachsenen, der nicht wenigstens einmal in seinem Leben eine Zigarette probiert hat. Eine Zigarette rauchen, das erste Mal Alkohol trinken und viele andere Dinge wollen in der Pubertät getestet werden. Das Rauchen scheint aus Sicht Jugendlicher etwas Verbotenes zu sein, das den Erwachsenen vorbehalten ist, etwas, das die Eltern nicht erlauben wollen, das den Reiz es dennoch zu tun, aber nur noch verstärkt. Der Jugendliche glaubt dem Erwachsenen nicht. Ich kann nur von mir selbst sprechen: Als meine Mutter mich vor dem Rauchen gewarnt hat, habe ich sie nicht ernst genommen. Mich hat es eher dazu bewogen, noch mehr zu rauchen.

Nach etwa sieben Jahren habe ich das erste Mal das Rauchen *aufgegeben*. Das war am 30.04.2004. Um bei der Wahrheit zu bleiben, es war damals bereits mein dritter Anlauf. Ich habe einmal kurze anderthalb Tage nicht mehr geraucht und am folgenden Tag spätabends wieder damit angefangen. Beim zweiten Anlauf war ich bei einem Hypnotiseur, um mir das Rauchen abzugewöhnen, aber auch dieser Versuch scheiterte kläglich. Nach sieben Jahren schaffte ich es endlich, das Rauchen für fünf Jahre *aufzugeben.* Ich fühlte mich diese fünf Jahre lang grossartig. Ich verspürte diese Nikotinsucht nicht mehr! Ich war vom Glimmstängel nicht mehr abhängig! Doch ich kann mich noch vage daran erinnern, wie ich damals in der ersten Entzugszeit gelitten habe. Ich *gab* das Rauchen *auf.* Ich *verzichtete.* Es war unendlich schwer. Ich sagte mir immer wieder, dass es ungesund sei, dass ich schlecht riechen würde. Mit logischen Argumenten versuchte ich mir, das Rauchen abzugewöhnen. Ich hielt mir vor Augen, dass das Rauchen diverse gesundheitliche Risiken mit sich bringt: Rauchen kann töten! Ich weiss noch zu gut, wie gerne ich geraucht hatte und wie gerne ich auch weiterhin geraucht hätte, also musste ich etwas *aufgeben,* das ich gerne tat. Ich musste auf etwas *verzichten.* Ich hörte also mit dem Rauchen auf und ich hielt mich selbst davon ab, wieder mit dem Rauchen anzufangen. Ich sagte mir, dass es sowieso nicht bei einer Zigarette bleiben würde, wenn ich mir jetzt wieder eine anzünden würde. Ich erinnere mich daran, wie ich die Stunden, ja, sogar die Minuten gezählt habe und auch daran, dass mir die Zeit endlos erschien. Für mich erschien diese Entzugszeit wie eine Ewigkeit. Ich sagte mir immer wieder, dass ich durchhalten musste und dass es irgendwann besser werden würde. Mein Wille war unerbittlich und so schaffte ich es letztlich durchzuhalten. Die Tage vergingen, die Wochen verstrichen und nach Monaten der Abstinenz ging es mir endlich besser. Die Zeit hat meine Wunden so langsam geheilt, aber es sollte nicht so bleiben.

fünf Jahre lang gelang es mir, Nichtraucher zu bleiben. Im Alter von 25 fing ich wieder mit dem Rauchen an. Wie es dazu kam, ist keine schöne Geschichte. Die Gedanken daran, wie ich zum zweiten Mal im Leben mit dem Rauchen anfing, führen mich in meine Lehrzeit. Im Alter von 22 war ich zwei Jahre rauchfrei und arbeitete im Lehrbetrieb mit Gleichaltrigen zusammen, mit denen ich mich bald gut anfreundete. Die meisten von ihnen rauchten und tranken. Diese Raucherei und Sauferei war mir aus meiner Jugendzeit bestens bekannt. Ich unternahm oft etwas mit den Arbeitskollegen. Wir zogen zusammen um die Häuser. Der Alkoholkonsum, den ich in der Jugend schon massiv übertrieben hatte, nahm unter dem Einfluss meines Freundeskreises wieder zu. Ich trank regelmässig einen über den Durst. Im Laufe der Zeit begann ich auch wieder, Wasserpfeife zu rauchen. Bereits in meinen Jugendjahren habe ich Shisha geraucht. Nach weiteren zwei Jahren schloss ich meine Lehre erfolgreich ab. Mein Freund Stefan und ich fühlten uns mit unserem Lehrabschlusszeugnis in der Tasche unbeschreiblich gut. Als Belohnung feierten wir gemeinsam und rauchten eine dicke Zigarre. Nach wie vor trank ich übermässig viel Alkohol. Der Alkoholkonsum hatte sich negativ auf meine Leistungen in der Lehre ausgewirkt. Dennoch kam ich im Lehrabschlusszeugnis auf einen guten Notendurchschnitt, wusste aber, dass ich auch einen sehr guten Lehrabschluss geschafft hätte, wäre der Alkohol nicht gewesen. Jedenfalls habe ich es mir selbst zu verdanken, meiner damaligen Lebenssituation und meiner eigenen Dummheit, dass ich damals so viel gesoffen habe, um meine „Probleme" zu vergessen. Ich fiel wieder total in mein altes Verhaltensmuster aus Jugendzeiten zurück, in mein Muster des Verderbens. Als ich mich psychisch immer schlechter fühlte, die Lebensumstände es mit mir nicht gut meinten, begann ich mich zu erinnern, wie es als Raucher so war. Ich habe zwar erfolgreich fünf Jahre lang mit dem Rauchen nichts mehr zu tun gehabt, dennoch schlummerte anscheinend irgendwo in mir noch die Erinnerung daran, dass das Rauchen mir in schlechten Lebensphasen oder an schlechten Tagen hilfreich gewesen sein sollte. Der Glimmstängel – die Krücke, der Freund, der Lebensbeistand in jeder Situation!

Ich rauchte in immer kürzeren Abständen Shisha, eigentlich nie alleine, also war ich ja auch nicht süchtig. So redete ich es mir zumindest ein. Bald jedoch merkte ich, dass mir etwas zu fehlen schien, wenn ich in den Ausgang ging und die Shisha nicht dabei hatte. Es geschah schleichend, dass ich mir fast täglich Shisharauch reinzog. Eigentlich hatte ich gedacht, dass ich mit diesem Lebensabschnitt bereits abgeschlossen hätte. So war es aber nicht. Ich kaufte mir von nun an Zigarillos und paffte sie anfangs bloss. Sie hatten einen süsslichen Geschmack. Es war eine Umstellung von der Shisha auf die Zigarillos. Zigarillos waren die einfachere Alternative. Ich kann mich nicht mehr genau daran erinnern, wie lange es ging, bis ich die Zigarillos nicht mehr paffte, aber nach einigen Wochen oder Monate – nach einer gewissen Zeit – zog ich sie dann auf Lunge. Ein selten ekliges Gefühl. Tatsächlich sah ich mich selbst bis zu diesem Zeitpunkt aber nicht als Raucher. Paradox – ich weiss. Wenige Wochen vergingen und ich stand vor der Entscheidung, ob ich mich wieder an dieses widerliche Teufelskraut namens Nikotinzigarette gewöhnen wollte oder nicht. War es zu dieser Zeit die Beeinflussung der rauchenden und saufenden Menschen in meinem Umfeld? Hatte ich mit diesem Kapitel meines Lebens noch nicht abgeschlossen, obwohl ich für lange Zeit nicht geraucht hatte? Ich will und darf nicht mit dem Finger auf andere zeigen. Die Versuchung, wieder mit dem Rauchen anzufangen, habe ich sicherlich meinem damals übermässigen Alkoholkonsum zu verdanken. Ich war zu dieser Zeit auch noch nicht stark genug, um zu widerstehen und meine Persönlichkeit entwickelte sich noch.

2. Der Tag der erneuten Gefangenschaft

Es war an einem Abend, an den ich mich erinnere, als ob es erst gestern war. Ich war wieder einmal stockbesoffen, deprimiert und einsam. Ich

14

war nicht nur alleine, sondern wie erwähnt auch einsam. Dies ist ein grosser Unterschied. Denn alleine ist man, wenn man kein Lebewesen um sich hat, aber dennoch glücklich und entspannt sein Ding machen kann. Doch einsam ist man, wenn einem die Anwesenheit eines Lebewesens schmerzlich fehlt. Mir war in dieser dunklen Zeit nicht zum Lachen zu Mute, vor allem nicht an diesem Abend. Ich hatte damals eine Reihe solcher Abende erlebt. Sie wiederholten sich wie der Wellengang am Meer. Ich trank täglich sehr viel Alkohol. Ich sagte mir immer, dass ich zu meinem Glück kaum Hochprozentiges trank, sondern nur Wein und Bier. Aber beides lief fast wie Wasser meine Kehle hinunter. Zu allem Übel zog der Alkohol die Zigaretten an wie ein See an einem Sommerabend die Mücken. Zu diesem Zeitpunkt wusste ich aber nicht, dass ich mich an genau diesem Abend wieder in den Fängen des Teufels verlor sprich: wieder mit dem Rauchen anfing. An diesem Abend war ich wieder einmal ganz alleine auf mich gestellt. Ich war also einsam, recht besoffen, bedrückt, traurig und mir war so ziemlich alles oder sagen wir vieles egal. Also eine durchaus schlechte Kombination. Nach einem richtigen Gedankenkampf, der dem Überleben gleichkommt, kämpfte ich mit den Tränen. Ich kann mich noch bestens daran erinnern, wie in meinem Kopf ein Schalter umgelegt wurde. Die Entscheidung war gefallen. Ich wollte in mein altes Verhaltensmuster zurück. Ich kaufte mir am Kiosk eine Packung Zigaretten und zündete unverzüglich eine an. Ich musste mich fast übergeben und ich verstand nicht, warum ich husten musste und weshalb mir schlecht wurde. Ich verstand auch nicht, weshalb ich jetzt nicht „diese helfende Wirkung" bekam, die ich mir erhofft hatte. Ich wollte unbedingt diese so genannte „Stütze" wiederhaben, also rauchte ich an diesem Abend so viele Zigaretten, wie es nur möglich war, und nahm immer mehr Alkohol zu mir. Ich denke, dass ich mich einfach elend fühlen wollte. Ob ich es zugeben wollte oder nicht, ich war dem blauen Dunst wieder verfallen, noch bevor ich die Packung Zigaretten gekauft hatte. Zu lange hatte ich in den Wochen und Monaten davor Shisha und Zigarillos geraucht. Die Würfel waren bereits gefallen.

Am nächsten Morgen war mir entsetzlich übel. Ich schaute in den Spiegel und sah einen Versager vor mir, der einen enormen Rückschritt gemacht hatte! Ich stand also wieder am Anfang. Von da an brauchte ich die Zigaretten mehr denn je. Zumindest bildete ich mir das ein. Es war ohnehin nur eine Frage der Zeit gewesen, bis ich rückfällig werden sollte. Mit meiner Schischa und mit den Zigarillos hatte ich es schlichtweg übertrieben und so die mentale Sucht des Rauchens vorangetrieben und in meinem Denkmuster verankert. Im Nachhinein denke ich, ist es klar, weshalb das erhoffte Gefühl – die „Hilfe" und „Unterstützung" der Zigarette – nicht eingetroffen ist: Ich war zu diesem Zeitpunkt nicht mehr nikotinsüchtig und deshalb verschaffte mir die Zigarette auch nicht die erhoffte Erleichterung. Keine Nikotinsucht. Kein Verlangen nach Nikotin. Kein erlösendes Gefühl, das einen überkommt, sobald man den Nikotindurst stillt. Nikotinsucht ist aus meiner Sicht vergleichbar mit dem Gefühl eines unerträglichen Juckreizes, der sich ins Unermessliche steigert, sobald der Nikotinspiegel fällt. Das Verlangen nach einer Zigarette wird immens und verdrängt alle anderen wachen Gedanken und dann endlich folgt das erlösende Kratzen: Ein tiefer Lungenzug voll Rauch lindert den Juckreiz. Natürlich ging es mir nicht besser, nachdem ich mir nach fünf Jahren wieder eine Zigarette angezündet hatte. Das erlösende Gefühl, den Nikotinmangel zu stillen blieb aus, da ich zu diesem Zeitpunkt nicht nikotinabhängig war. Mental war jedoch schon lange, bevor ich mir wieder eine Zigarettenpackung gekauft und die Zigaretten inhaliert hatte, abhängig: Ich hatte es mit der Shisha und den Zigarillos gründlich übertrieben und mich dadurch wieder in den Fängen des blauen Dunsts verstrickt. Es verging nicht viel Zeit und ich rauchte wieder regelmässig Nikotinzigaretten. Ich war wieder Raucher.

3. Das heimliche Rauchen

Damals, nachdem ich erneut mit dem Rauchen angefangen hatte, konnte ich nicht rauchen, wann und wo ich wollte. An immer mehr öffentlichen Orten wurde das Rauchen verboten, was eigentlich paradox erscheint: Einerseits lassen sich Kippen an jeder Strassenecke kaufen, andererseits wurde das

Rauchen möglichst überall verboten. Ich meine nicht einmal die gesellschaftlichen Verbote (in Zügen, an Bahnhöfen, in Einkaufszentren, Museen etc.), denen der Raucher unterworfen ist. Ich meine das Rauchen unter Freunden und Familienangehörigen. Die kannten mich fünf Jahre lang <u>ohne</u> Zigarette. Es war für mich erniedrigend und eine Schmach, vor ihnen zugeben zu müssen, dass ich nach dieser langen Zeit wieder mit dem Rauchen angefangen hatte.

Ich erinnere mich glasklar an einen Tag, als ich meine Grossmutter besuchte. Sie selbst ist auch Raucherin und hat zwischenzeitlich mehrere Jahre lang damit aufgehört und Jahre später wieder damit angefangen und ist bis zum heutigen Tage dabei geblieben. Bevor ich sie also besuchte, zog ich mir an der Bushaltestelle zwei, drei Zigaretten rein, weil ich mich in ihrer Anwesenheit nicht als gescheiterter Nichtraucher outen wollte. Zu dieser Zeit betrugen meine Rauchpausen etwa vier Stunden. Anfangs war es also kein Problem für mich, mein Geheimnis zu vertuschen. Hauptsache, sie bemerkte nicht, dass ich wieder rauchte! Mit der Zeit bemerkte ich, dass meine Besuche bei ihr immer kürzer wurden. Ich konnte es nicht ertragen, wie sie scheinbar genüsslich eine Zigarette nach der anderen in meinem Beisein rauchte. Eines Tages rauchte ich schliesslich doch vor ihr und machte ihr ganz selbstbewusst klar, dass ich wieder angefangen habe zu rauchen. Einerseits war ich froh, dass diese Heimlichtuerei endlich ein Ende gefunden hatte, aber ich wusste zugleich auch, dass ich nun wieder ein offizielles Mitglied der Mannschaft des sinkenden Raucherschiffs war. Meine Besuche bei meiner Grossmutter wurden wieder länger, da der Vorhang gefallen war und ich somit wieder in ihrer Anwesenheit rauchen konnte. Auch im Arbeitsalltag versuchte ich zunächst, mein Rauchen zu verbergen, was mir aber nicht lange gelang. Stellen Sie sich vor: Sie kennen einen Arbeitskollegen nur als Nichtraucher und dann raucht er auf einmal. Ein verwirrendes Bild, denn die meisten Raucher fangen als Teenager an zu rauchen. Damals war ich überzeugt davon, durch das Rauchen eine Stütze und einen Genuss wiedererlangt zu haben. Es mag gut sein, dass ebenfalls rauchende Familienmitglieder, Freunde und Arbeitskollegen insgeheim schadenfroh waren. Seien wir doch mal ganz ehrlich: Wenn ein ehemaliger Raucher wieder in der Nikotinfalle landet und gescheitert ist, ist das für andere Raucher nicht eine Genugtuung?

4. Lange Zeit

Im Jahre 2017 hatte ich meine Zigarettensucht weitere acht Jahre lang vorangetrieben. Ca. 50000 Zigaretten hatte ich in dieser Zeit in mich hineingejagt. Etwa ein halbes bis ganzes Pack, durchschnittlich pro Tag! An schlechten Tagen gut zwei Drittel mehr! Aber führen wir die Rechnung fort. Würde man diese Anzahl an Zigaretten auf einen Tisch legen, so könnte man es gar nicht richtig wahrhaben. Das sind 2500 *20er-Zigarettenpackungen.* 250 *10er-Packstangen.* Eine unglaubliche Menge, die alarmierend für mich ist! Genauso unfassbar wäre es, wenn die gesamte Anzahl meiner gerauchten Zigarettenstummel der letzten acht Jahre auf einem Tisch liegen würde. Würde ich alle meine gerauchten Zigaretten aus insgesamt 15 Jahre als Raucher addieren, so würden mir wahrscheinlich die Worte fehlen und ich würde mich fragen, warum ich so ein Idiot gewesen bin, meinem Körper und auch meinem Geist so zu schaden.

Im Frühjahr 2017 habe ich mehrere Monate mit einem trockenen und bellenden Husten verbracht, verursacht durch eine Grippe. Ich fühlte mich sehr schwach und hatte Gliederschmerzen. Die Grippesymptome flachten nach ein paar Tagen ab und verschwanden etwa nach einer Woche komplett, aber der Husten hielt sich hartnäckig. War es Zufall, dass der Husten bei mir mehrere Monate lang anhielt? Ich hatte zu dieser Zeit bereits mehrere dieser heftigen grippalen Infekte hinter mir und immer hatte ich danach mehrere Monate lang mit starkem Husten zu kämpfen. Dass dieser Husten nicht nur von der Grippe, sondern auch vom Rauchen kommen könnte, wollte ich nicht wahrhaben. Jedoch konnte ich nicht leugnen, dass ich in meinen fünf rauch-freien Jahren so gut wie nie krank gewesen war. Keine Grippe, kein Husten – ja, nicht mal eine Erkältung. War tatsächlich das Rauchen dafür verantwortlich, dass mein Immunsystem einfach viel länger brauchte, um mit den

Viren fertig zu werden? Auch meine Lebenspartnerin hatte die Grippe erwischt. Auch bei ihr folgte darauf ein hartnäckiger Husten, der aber bereits nach etwa zwei Wochen wieder verschwand, während ich mich monatelang damit herumplagte. Sie ist Nichtraucherin. Ich begann mich ernsthaft zu fragen, ob mich das Rauchen irgendwann töten würde. Warum sollte es immer nur andere treffen? Warum nicht auch mich? Mein Husten bereitete mir steigende Sorgen. Meine Brust schmerzte bei jedem Abhusten. Ich konnte meinen Brustkorb auch nicht allzu sehr belasten, denn dadurch wurde erst recht ein Reizhusten in Gang gesetzt. Ich holte mir in der Apotheke Rat und besorgte mir jeweils ordentlich Hustensaft. Auf dem Beipackzettel immer: „Wenn Sie rauchen, können Sie die Wirkung des Hustensafts fördern, indem Sie auf das Rauchen *verzichten*". Ich holte auch Rat bei meiner Ärztin ein. Ich schränkte das Rauchen gezwungenermassen enorm ein. Jede Zigarette löste erneut einen Hustenanfall aus. Doch ich konnte „die guten" Zigaretten einfach nicht weglassen, auch wenn ich meinen Husten dadurch verstärkte. Nach aussen hin rechtfertigte ich mich und behauptete, mein Husten sei ganz klar eine Folge der Grippe und kein Raucherhusten. Doch die Wahrheit ist, mein starker und lang anhaltender Husten hat mich zum Nachdenken und letztlich auch zum Umdenken bewogen.

5. Gedanken ziehen ihre Kreise

Im Mai 2017 beschäftigte ich mich also nach langer Zeit wieder intensiv mit der Frage, ob ich einen weiteren Versuch starten sollte, das Rauchen *aufzugeben*. Dazu möchte ich Ihnen eine kleine Geschichte erzählen.

Ich habe mit meiner Lebenspartnerin Alexandra eine Städtereise geplant. Ich konnte während der ganzen Hinreise mit der Bahn nach Frankfurt nicht rauchen. Als wir nach vierstündiger Reisezeit ankamen, checkten wir im Hotel ein. Wir hatten ein einfaches Hotel in Bahnhofsnähe gebucht. Mehr brauchten wir nicht. Wir brachten unsere Koffer ins Hotelzimmer und ruhten uns kurz aus, bevor wir Frankfurt erkundeten. Spätabends, wieder im Hotel angekommen, genehmigte ich mir vor der Hotelanlage noch eine Zigarette, denn wir hatten in unserem Hotelzimmer keinen Balkon, auf dem ich hätte rauchen können. Nach etwa einer Stunde, als wir bettfertig im Hotelzimmer lagen und noch in unsere iPads vertieft waren, juckte es mich mal wieder. Ein Verlangen machte sich bemerkbar, das Verlangen nach einer Zigarette! Ich zog mir fast widerwillig die Jogginghosen über, zog meine Schuhe an, lief zwei Stockwerke hinunter und begab mich vor das Hotel, um mir eine Zigarette anzuzünden. Als ich diese mit ein paar kräftigen Zügen aufgeraucht hatte, lief ich wieder nach oben. Alexandra verabschiedete sich schon bald ins Traumland. Ich hingegen starrte noch ein wenig in mein iPad. Ich zappte durch die YouTube-Videos, aber zeitgleich rollte ein anderer Film in meinem Innern ab. Ich fragte mich, ob jetzt das vorhin wirklich hatte sein müssen. Musste ich wirklich extra hinuntergehen, mitten in der Nacht, nur um zu rauchen? Ich hatte doch vorher schon eine geraucht. Ich tippte bei YouTube ein paar Stichworte über das Thema Rauchen ein. Ich fand es wahnsinnig spannend, was ich übers Rauchen erfuhr. Unter anderem schaute ich das Video eines Ex-Rauchers an, der seine überzeugenden Argumentationen gegen das Rauchen darlegte. Ich dachte mir, dass er in vielem Recht hatte und nicht einfach nur Behauptungen aufstellte, sondern klare Fakten auf den Tisch legte. Zum ersten Mal im Leben begriff ich, dass das Rauchen mir eigentlich nicht das gab, was ich mir erhoffte. Doch leider juckte es mich unterdessen schon wieder und ich wurde zunehmend unkonzentrierter. Ich brauchte schon wieder eine Zigarette und ärgerte mich darüber. Etwas schien mir zu fehlen. Etwas in mir begann, mich nicht in Ruhe zu lassen, genau so, wie ich es in einem Video zum Thema Nikotin-abhängigkeit erklärt bekommen hatte. Obwohl das Video lehrreich für mich war, änderte es leider nichts an der Tatsache, dass mein Inneres immer stärker nach einer Zigarette verlangte. Ich rang ein wenig mit mir selbst, gab dann aber dem Verlangen nach, zog mir wieder Schuhe und Jogginghose an, um nochmals hinunterzugehen. Es war mittlerweile etwa zwei Uhr nachts. Zu meinem Glück hatten wir ein Hotel mit 24-Stunden-Rezeption gebucht. Ich zog widerwillig an meiner Zigarette und sagte zu mir, dass ich am nächsten Tag bis um 14 Uhr keine Zigarette mehr rauchen würde. Ich wollte mich selbst testen und schauen, wie die *Entbehrung* oder – anders ausgedrückt – der *Verzicht* auf mich wirken würden.

Am nächsten Tag hielt ich es tatsächlich bis 14 Uhr durch, nicht zu rauchen. Es war jedoch nicht einfach und eine echte Herausforderung. Ich glaube, dass ich es nur schaffte, da ich mich so riesig darauf gefreut habe, dass ich um 14 Uhr wieder rauchen durfte! Dennoch nahm ich diese Erfahrung *(dass es möglich ist, eine ganze Tageshälfte ohne eine Zigarette auszukommen, aber auch, dass das Nichtrauchen nicht so schlimm ist wie gedacht)* als eine lehrreiche Lektion aus dem Urlaub mit nachhause. Hier beschäftigte ich mich hin und wieder mit dem Thema Rauchen, liess es ansonsten aber darauf beruhen. Ich machte mir jedoch nach wie vor ernsthafte Sorgen um meine Gesundheit. Hatte ich mir irgendetwas eingefangen oder hatte ich vielleicht sogar Lungenkrebs? Mich verfolgten diese Gedanken, bis ich am achten Juni durch die Innenstadt lief und dort – es muss ein Wink des Schicksals gewesen sein – ein Gratis-Lungentest angeboten wurde. Ich stellte mich natürlich gleich dafür an. Als ich an der Reihe war, musste ich in ein Rohr hineinpusten und während des Pustens war der Mund ziemlich weit geöffnet. Ich stülpte meine Lippen über das Rohr und liess meiner Lungenkapazität freien Lauf. Als mir das Testergebnis übereicht wurde, richtete die anwesende Ärztin noch ein paar Worte an mich. Sie meinte, dass ich eine normale Lungenfunktion hätte und sie nichts Aussergewöhnliches feststellen konnte. Doch sie gab mir noch einen Satz mit auf den Weg: „Es ist zwar alles noch in Ordnung, aber hören Sie am besten mit dem Rauchen auf, da es nur eine Frage der Zeit ist, bis sich Probleme mit den Bronchien einstellen." Meine Antwort darauf war, dass ich mir gleich im Anschluss auf die erfreuliche Nachricht, dass mit meinen Lungen alles in Ordnung war, eine Zigarette anzündete – Ironie mit bitterem Nachgeschmack.

Zuhause angekommen plagten mich aber weiterhin Sorgen. Meine Gedanken drehten nach wie vor um meine Gesundheit und um meinen immer wiederkehrenden Husten. Andererseits war ich heilfroh, dass ich jetzt Klarheit hatte und wusste, dass meine Lungen gesund waren. Weitere fürchterliche Sorgen kamen in mir auf. Dachte ich ans Rauchen, so dachte ich an meine Gesundheit, an meinen Husten, an Krebs und all die schlimmen Krankheiten, die das Rauchen hervorrufen kann. Diese Gedanken flössten mir eine Heidenangst ein. Dachte ich ans Aufhören, kam ebenfalls eine Angst in mir auf, Angst, dass ich es einfach nicht schaffe, auf das Rauchen zu *verzichten* und weiterhin durchs Leben zu gehen ohne die Stütze, die mir die Zigarette vorzugaukeln vermochte, ohne den Freund, der mir aus jeglicher misslicher Lebenslage zu helfen schien. Ich wusste, dass ich auf eine Art gerne aufhören und nicht mehr von diesem Glimmstängel abhängig sein wollte. Es war mir aber schleierhaft, wie dies möglich sein sollte. Da ich ja schon mal das Rauchen *aufgegeben* hatte und wieder damit angefangen habe, zweifelte ich daran, dass dies der richtige Weg war. Ich hatte bereits vor einiger Zeit von dem Erfolgsbuch „Endlich Nichtraucher" von Allen Carr gehört und kaufte es mit dem Gedanken, dass ich nach der Lektüre nicht schlechter dastehen könne als vorher. Ich sagte mir, ich könne nur etwas gewinnen und hätte dabei nichts zu verlieren.

Das besagte Buch lag eine Zeit lang ungelesen in meiner Schreibtischschublade, bis ich mir dann eines Tages sagte, dass es Zeit dafür wäre, ein wenig darin zu lesen. Noch bevor ich das Buch zur Hand nahm, schaute ich mir ein paar YouTube-Videos von Menschen an, die es mithilfe dieses Buches geschafft haben, mit dem Rauchen aufzuhören. Ja ich habe bewusst *aufhören* gesagt, da all diese Leute das Rauchen nicht *aufgaben*, sondern stattdessen einfach damit *aufhörten*. *Aufgeben* würde heissen, dass man auf etwas verzichten müsste. Aber *aufhören* nicht. Dennoch hatte ich fürchterliche Angst davor, das Buch aufzuklappen. Zu meinem Glück wurde mir beim Lesen bald klar, dass anscheinend ein Weg existiert, um einen neuen, rauchfreien Lebensabschnitt zu beginnen und dies gab mir Hoffnung!

6. Das Buch „Endlich Nichtraucher"

An einem sonnigen Sommertag so gegen Mittag zog ich los. Ich wollte mir draußen einen schönen Platz suchen, um mit der Lektüre des Buches anzufangen. Ich nahm mir vor, das Lesen dieses Buches in den nächsten Tagen und Wochen bewusst in meinen Alltag einzuplanen.

Die Sonne schien, der Himmel war fast wolkenlos. Ein leichter Wind wehte über das Wasser. Das Wasser schien sehr klar zu sein und ich konnte tief hineinblicken. Ich badete im Wasser, um mich bei der sommerlichen Hitze von 30 Grad abzukühlen. Ich zündete mir eine Zigarette an, nahm das Buch hervor, klappte es auf und begann, darin zu lesen. Das Buch fesselte mich. Schon nach wenigen Seiten musste ich immer und immer wieder das Buch zuklappen, auf das Wasser hinausstarren und über das Geschriebene nachdenken. Zu Beginn des Buches schrieb der Autor, dass man während der Buchlektüre unbedingt weiterrauchen sollte. Dies beruhigte mich unheimlich und ich sagte zu mir selbst, dass ich jetzt wirklich nichts zu verlieren hätte! Ich konnte rauchen, musste also auf nichts *verzichten* und meiner Konzentration waren keine Grenzen gesetzt. Allen Carr wies darauf hin, dass man offen sein sollte, offen für seine Methode. Augenscheinlich hatte Allen Carr Millionen von Rauchern dabei geholfen, ihre Sucht zu besiegen. Daher wollte ich ihm die Chance geben zu berichten, was er zu erzählen wusste. Also sprich: Ich gab dem Buch von Anfang an eine Möglichkeit, mein Leben tiefgreifend zu verändern!

Während des Lesens realisierte ich, dass ich nicht alleine war mit den Ängsten, die mich plagten. Ich habe lange Zeit gedacht, dass ich mit der Annahme, dass die Zigarette für mich wie ein kleiner Freund ist, alleine gelebt habe. Als ich dann im Verlauf des Lesens erkannte, dass Allen Carr auch von der „Krücke", ja sogar von der „Lebensstütze" schrieb, die einem in jeglicher Lebenssituation Hilfe leisten solle, fühlte ich mich vollends verstanden! Er erläuterte auch ganz klar, dass seine Methode nicht darin besteht, dem Leser Angst vor dem Rauchen einzujagen (vor gesundheitlichen Folgen wie Krebs etc.). Ohnehin weiss ein Raucher bereits bestens über die gesundheitlichen Folgen des Rauchens Bescheid, schliesslich prangen die Warnhinweise und Schreckensbilder unübersichtlich auf jeder Packung. Mit jeder weiteren Seite, die ich las, begann mein Interesse an Allen Carr's Methode zu wachsen. In mir begann ein innerer Dialog abzulaufen: „Wenn ich jetzt weiterlese, werde ich tatsächlich aufhören!?" Ich las noch ein Kapitel zu Ende und klappte das Buch zu. Eine innere Stimme sagte zu mir, dass ich das Gelesene zuerst Revue passieren lassen sollte. Eine weitere Stimme in mit flüsterte mir zu, dass ich doch gerne weiterhin rauchen würde und daher keine vorschnellen Entscheidungen treffen sollte. Als ich nach diesem gedankenintensiven Nachmittag wieder zuhause ankam, legte ich das Buch zurück in die Schublade und dort blieb es auch eine Weile liegen. Die Gedanken rotierten in meinem Kopf. Ich musste jetzt erst alles „sacken" lassen und meine Gedanken neu sortieren.

Allen Carr schrieb wie bereits erwähnt von der „Stütze", die man vermeintlich von der Zigarette erhält. Er beschrieb auch die Angst als treuen Begleiter jedes Rauchers: Sobald der Raucher ans Rauchen denke, so kämen ihm die möglichen, gesundheitlichen Folgen in den Sinn – Krebs, Raucherbein etc. – und er bekäme Angst. Wenn der Raucher im Gegenzug ans Aufhören denke, so wisse er nicht, wie er sein Leben weiterhin beschreiten solle, ohne die Stütze, ohne den besten Freund, ohne die Sicherheit, die die Zigarette vorzugaukeln vermag und er bekäme ebenfalls Angst. Allen Carr formulierte es so: Im Kopf eines Rauchers findet ein ständiges Tauziehen statt. Ich las viele erfreuliche Botschaften in diesem Buch. Ich fühlte mich nicht mehr alleine und stellte fest, dass seine Methode funktionieren könnte. Dennoch, ich wollte es langsam angehen lassen und nichts überstürzen. Ich schaute mir in dieser Zeit immer wieder YouTube-Videos von Menschen an, die mithilfe der Allen-Carr-Methode erfolgreich und zu meinem Erstaunen ohne grosse Mühe von der Zigarette losgekommen waren. So langsam wurde mir klar, warum dieses Buch jahrelang als Bestseller gehandelt wurde. Der Autor versprach, dass es jeder mit seiner Methode schaffen könne aufzuhören, unabhängig davon, wie lange man schon geraucht hat und wie viele Zigaretten täglich. Dies gab mir wiederum grosse Zuversicht. Ich stellte mir die Frage, warum ich rauche oder warum ich nach fünf Jahren Rauchfreiheit wieder damit angefangen hatte. Ich hatte ja anscheinend schon einmal den Wunsch verspürt, nicht mehr rauchen zu wollen. Anscheinend war ich aber irgendwie wieder in meinem alten Fahrwasser gelandet. Leider war ich dort weitere acht Jahre lang stecken geblieben. Ich ging in mich und mir ging allmählich ein Licht auf, ein Licht der Freude. Als ich nach meiner Lesepause in der Mitte des Buches ankam, passierte etwas Wunderbares. Ich fing an, seine Methode zu begreifen. Ich verstand, was Allen Carr in seinem Buch dem Raucher – in diesem Fall mir – mitzuteilen versuchte. Ich rief mir auch immer wieder die fast unzähligen YouTube-Videos in Erinnerung, aus denen ich Informationen aufgesaugt hatte. Sowohl Allen Carr als auch die YouTuber, denen ich zugehört hatte, hatten absolut Recht: Ganz banal formuliert raucht ein Raucher eigentlich nur, um seine Entzugssymptome zu lindern, die – jetzt kommt das Paradoxon – durch die zuletzt geraucht Zigarette hervorgerufen worden sind! Also ist das Ganze eine endlose Schleife!

In diesem Zusammenhang möchte ich auch erwähnen, dass ich unter anderem YouTube-Videos von Dr. Stefan Frädrich angeschaut habe und diese nur weiterempfehlen kann. Falls Ihnen dieser Name nichts sagt: Es lohnt sich definitiv, mehr von ihm zu erfahren. Ich erkannte viele Parallelen zwischen der Allen-Carr-Methode und der Methode von Dr. Stefan Frädrich. Ich fing an, das Buch „Endlich Nichtraucher" so richtig zu verschlingen und ich las wie ein Bekloppter, denn ich wollte endlich zum Tag der Befreiung, zur Erlösung, zum Ende der Sklaverei kommen. Mir ist durchaus bewusst, dass ich durch das Lesen des Buches auch eine Art „Gehirnwäsche" von Allen Carr erhalten habe, aber seien wir doch mal ehrlich: Wurden wir nicht alle einer enormen „Gehirnwäsche" durch die Medien, Tabakkonzerne, durch rauchende Mitmenschen und Webebotschaften unterzogen? Ich denke, dass Allen Carr mit seiner Methode eine Art „Anti-Gehirnwäsche" entwickelt hatte und ich mich nur öffnen und geistig freimachen musste, um mich gedanklich darauf einzulassen. Betrachtet man den Ausdruck „Gehirnwäsche" wortwörtlich, dann bedeutet er schlichtweg: Das Gehirn wird gewaschen. Also ob eine Gehirnwäsche positiv oder negativ ist, ist dem Betrachter selbst überlassen. Der entscheidende Unterschied besteht darin, dass die Gehirnwäsche der Tabakindustrie einem Schaden zufügt, wohingegen die Gehirnwäsche durch Allen Carr zu Freiheit und mehr Lebensqualität führt. Lange Worte, kurzer Sinn: Ich liess mich mit Freude auf die Botschaft des Buches

„Endlich Nichtraucher" ein. Am tiefsten ist mir die folgende Zeile des Buches ins Bewusstsein eingedrungen:

Als Sie Ihre erste Zigarette geraucht haben, haben Sie sich damals wirklich entschlossen, Ihr restliches Leben lang weiterzurauchen, jeden Tag, den ganzen Tag, ohne damit aufhören zu können?

Im Verlauf des Lesens rauchte ich übermenschlich viel. Ich rauchte, als ob es die letzten Zigaretten wären. Der Vorteil bestand darin, dass ich kein bisschen leiden musste und der Lust, dem Verlangen zu rauchen jederzeit nachgeben konnte. Früher hatte ich es mir oft aus Gründen der Vernunft verwehrt, so viel zu rauchen. Dieses exzessive Rauchen in dieser Zeit hatte aber einen entscheidenden Haken – von der gesundheitlichen Belastung meines Körpers mal abgesehen: Die Zigaretten gingen mir so langsam aus. Treffender gesagt: Der Tabak, den ich zum Stopfen der leeren Zigarettenhülsen verwendete, ging zur Neige. Zum einen wollte ich auf gar keinen Fall mehr Geld ausgeben für dieses Teufelszeug, zum anderen gingen mir wie gesagt so allmählich die Reserven aus, was meinem Unterbewusstsein signalisierte, neuen Tabak zu kaufen. Mein Ziel war es, meine neue Arbeitsstelle im September 2017 rauchfrei anzutreten. Ich wollte als Nichtraucher angesehen und willkommen geheissen werden. Also habe ich mir dadurch selbst einen Antrieb verschafft. Ich begann zu überlegen und kam zu dem Entschluss, dass es nur eine Möglichkeit gab, diesem Dilemma zu entkommen: Ich musste ab jetzt viel mehr Zeit in das Buch investieren, um es möglichst zeitnah zu Ende zu lesen. Das war gar nicht so einfach, denn bei diesem Buch konnte ich nicht so einfach mein Lesetempo beschleunigen oder sogar gewisse Abschnitte überfliegen. Fast bei jedem Abschnitt musste ich kurz innehalten und das Gelesene erwägen und gedanklich auf mein Leben übertragen. So begann ich bei jeder Gelegenheit, eifrig zu lesen: In der Bahn, beim Warten auf die Bahn, vor dem Zubettgehen usw. Ich war bereit für meinen neuen Lebensabschnitt und ich konnte es auch kaum mehr erwarten, endlich mit der Raucherei Schluss zu machen.

Dass ich in Betracht zog, mit dem Rauchen aufzuhören, also dass ich einen Plan verfolgte, teilte ich niemandem ausser meiner Lebenspartnerin Alexandra mit. Selbst Alexandra habe ich nicht genau mitgeteilt, wann es soweit sein sollte. Auf der einen Seite hatte ich selbst noch kein genaues Stichdatum zum Aufhören gewählt. Ich wusste lediglich, dass es bald so weit sein würde. Ich bin der Typ Mensch, der solche grossen Entscheidungen alleine mit sich aushandelt. Ich wollte auch nicht, dass ich auf meinem Weg durch irgendwelche äusseren Einflüsse gestört würde. Also habe ich meiner Freundin lediglich mitgeteilt, dass meine Tage als Raucher gezählt wären, aber nichts Konkreteres. Mir war es sehr wichtig, dass zu diesem Zeitpunkt niemand ausser ihr davon wusste, dass ich in ein rauchfreies Leben starten wollte.

7. Der Tag ist gekommen

Am 19.08.17 war es dann so weit. Ich war dem Ende des Buches sehr nahe und überlegte mir, wann ich die letzte Zigarette rauchen sollte. Denn dies wurde von Allen Carr verlangt: Erst aufhören, wenn man das Buch zu Ende gelesen hat! Also legte ich das Buch ein letztes Mal zur Seite. Ich hätte jetzt das Buch auch ein paar Wochen zur Seite legen können oder hätte es auch nie zu Ende lesen oder mir einreden können, dass ich das Buch irgendwann dann schon mal noch fertig lesen werde. Aber das wären nur Ausreden gewesen und endgültige Tatsachen dafür, dass ich noch nicht bereit war aufzuhören. Dem war aber nicht so: Ich war zu diesem Zeitpunkt bereit und motiviert! Doch dem Nikotinmonster in mir passten diese Gedanken gar nicht. Eine ganz kleine Stimme machte sich kaum hörbar in mir bemerkbar. Sie wollte die Aufschiebe-Taktik anwenden und mir mitteilen, dass ich doch noch etwas Zeit bräuchte. Eine Woche, einen Monat, ein Jahr, bloss nur nicht so schnell. Mir wurde rasch klar, dass genau <u>dies</u> das Problem war, das die meisten Raucher – mich eingeschlossen – davon abhielt, mit dem Rauchen aufzuhören. *„Nicht heute werde ich aufhören zu rauchen, vielleicht morgen oder in einem Jahr, aber bloss nicht heute."* Doch genau das, denke ich, ist das Problem: Ein Raucher möchte niemals „heute" mit dem Rauchen aufhören. Doch irgendwann wird morgen auch heute sein und dann möchte der Raucher eben nicht „heute" aufhören! Ich musste also schnell handeln, um den Absprung zu schaffen. Noch bevor irgendwelche Zweifel aufkämen. Es gibt eine Redewendung: *Man muss gehen, wenn es am schönsten ist.* Auf das Rauchen bezogen könnte das heissen: *Man muss aufhören, wenn Motivation und Einstellung auf Hochtouren sind.*

Ich erinnerte mich an einen Lebenssatz, der mir mal mitgegeben worden ist: *Wenn nicht heute, wann dann?* Ich habe durch das Buch „Endlich Nichtraucher" die Materie des Rauchens verstanden und habe auch meine „richtige" Einstellung gegenüber dem Rauchen gewonnen. Doch wenn der Tag heute wäre, wäre ich schon dazu bereit? Nach kurzem Überlegen traf ich die Entscheidung und dies passte der leisen, kaum noch hörbaren Stimme in meinem Innern gar nicht. **Denn dieser Tag war heute!** Nach meinem Entscheid fühlte ich mich erleichtert, aber auch verängstigt! Doch ich sagte mir, dass es keinen Grund mehr gäbe, noch warten zu sollen. Alles andere wäre Aufschiebe-Taktik, das könnte fatal enden und somit die kaum noch hörbare, leise Stimme in mir allmählich wieder lauter werden lassen. Schliesslich hatte ich das Buch ja nur deshalb gelesen, weil ich aufhören wollte.

Es war früh morgens, als ich diese Entscheidung getroffen hatte. Dennoch hatte ich mir vorgenommen, erst spätabends vor dem zu Bett gehen die letzte Zigarette zu rauchen, denn heute war ich bei meiner Mutter und ihrem Freund den ganzen Tag lang als Helfer eingespannt. Dies änderte nichts an meiner Entscheidung. Ich wog gut ab, ob dieser Tag dafür geeignet wäre oder nicht. Ich sagte mir, dass sich an jedem Tag irgendeine Ausrede oder ein Grund finden liesse, um den Tag nochmals zu umgehen und um weiter rauchen zu können und dass es den perfekten Tag zum Aufhören eigentlich gar nicht gäbe. Ich musste also um etwa acht Uhr morgens aus dem Haus. Es war mittlerweile schon etwa die fünfte Zigarette, die ich in mich hineingezogen hatte. Als ich dann auf meine Mutter traf, die mich auf halben Weg in ihr Auto reinspringen liess, ging die Raucherei weiter. Meine Mutter raucht ebenfalls. Den ganzen Tag hindurch rauchte ich wie ein Bekloppter eine nach der anderen. Am Abend, als meine Mutter mich bei meiner Wohnung abgesetzt hatte, genehmigten wir uns noch eine Zigarette. Bevor ich sie anzündete, sagte ich zu ihr: „Komm, rauchen wir noch eine, als ob es die letzte wäre. "Ich glaube, sie hat dies eher als lockeren Spruch aufgefasst. Mir war es aber bitterer Ernst! Zuhause angekommen wartete ich bis etwa 22.00 Uhr, da ich vor dem Schlafengehen meine letzte Zigarette rauchen wollte, um mir nicht unnötig durch den Entzug das Einschlafen zu erschweren. Ich las dann das Buch zu Ende. Es waren doch noch etwa eineinhalb Stunden Lesebedarf! Bevor ich dieses letzte Mal als Raucher in dem Buch weiter las, zündete ich mir noch mal eine an. Am Ende des Buches angekommen, verewigte ich mein persönliches Gelübde, dass ich nie, nie, nie mehr eine Zigarette rauchen werde. Ich ging nach draussen.

8. Die letzte Zigarette (in Echtzeit)

Ich begebe mich auf den Balkon, nehme meine Zigarette in die Hand und richte dabei meine Kamera auf mich, sozusagen als Erinnerungsvideo. Ich werde jetzt genau aufschreiben, was ich „der Kamera" zusagen hatte:

Es ist jetzt 23 Uhr und 15 Minuten. Ich habe das Buch zu Ende gelesen. Ich werde jetzt die allerletzte Zigarette rauchen. Ich werde mich danach freuen, dass ich es geschafft habe, diesen Dreck loszuwerden, loszukommen. (Jetzt klickt das Feuerzeug und die Zigarette brennt.) *Wenn ich das Zeug nur im Mund herumpaffe, dann stinkt das sehr. Es ist grausam. Ich bin froh, dass ich nach diesem Mist fertig bin. (*Ich halte die Zigarette während meiner Gestikulierung in die Kamera.) *Auch wenn irgendwo in mir drin eine kleine Stimme sagt „Rauch weiter, rauch weiter, rauch weiter", muss mir bewusst sein, dass das nur das kleine Nikotinmonster ist, dem bewusst wird, dass es jetzt sterben wird (*Ich ziehe wieder an der Zigarette.)*. Es ist interessant, obwohl ich das Buch „Endlich Nichtraucher" gelesen habe, versuche ich ein kleines bisschen nachzutrauern. Ich weiss, jetzt ist der Moment da. Ich weiss, dass ich mich sehr frei fühlen werde, aber am freisten werde ich mich fühlen, wenn ich die leichten Entzugsperioden geschafft habe, wenn ich sozusagen „over the hump" bin* (Ich nehme noch einen Zug.). *Also wenn ich das nur paffe, ist das wirklich abscheulich.* (Ich halte meine Zigarette in die Kamera, nehme den Aschenbecher und drücke die Zigarette, die ich etwa halb geraucht habe, mit einem gewaltsamen Akt aus!) *Das war's! Game over!* Ich gehe schlagartig in die Wohnung, ich schaue mit einem breiten, herzhaften, stolzen Grinsen in die Kamera. *Ich bin frei!*

Ich begann zu realisieren, dass ich gewonnen hatte und das löste Emotionen in mir aus, die unbeschreiblich schön waren. Ich musste weinen und auch gleichzeitig lachen. Ich fühlte mich frei und glücklich. Die unsichtbaren Handschellen lösten sich. Sicherlich kennen Sie den Disney-Film „Aladdin" aus 1001 Nacht? Er versprach seinem Dschinni unzählige Male ihn frei zu wünschen, tat es aber nie, da er seinen dritten und letzten Wunsch dafür opfern müsste. Zu guter Letzt äusserte er dann doch noch denn ganz unerwarteten Satz: „Dschinni, ich wünsche dich hiermit frei"! Genauso wie Dschinni fühlte ich mich. Im ersten Moment konnte ich es gar nicht fassen oder glauben. Doch dann erfasste ich mein Glück, das Glück der Freiheit! Ein Gefühl, das ich noch nie erlebt habe, als ich mich von einer Sucht befreite.

Als ich damals mit dem Alkoholtrinken Schluss gemacht hatte, hatte ich unerträgliche Lust aufs Trinken. Aber ich wollte wegkommen, ich sagte mir: „Ja, ich habe Lust, sehr sogar, aber ich möchte nicht mehr." Anders ausgedrückt: Das Gefühl der Freiheit kam nicht so wirklich auf Touren (zum Alkohol, später mehr). Auch als ich das dritte Mal mit dem Rauchen Schluss gemacht hatte, kam nicht so ein Gefühl in mir hoch, ich war zu beschäftigt damit, mir das Rauchen zu verwehren und an meinem Ziel festzuhalten und auch standzuhalten, sodass ich – nicht wie bei meinem vierten und letzten Anlauf mit dem Rauchen Schluss zu machen – das Gefühl, das ich jetzt habe, gemerkt oder empfunden hätte. Allen Carr hatte mir mit seiner Methode geholfen und mir einen Weg gezeigt, mit dem ich ohne Angst, ohne Verzicht und ohne grosse Mühe von den stinkenden, krebserregenden, leider gesellschaftlich legalen Zigaretten loszukommen und mich zu befreien! *„Das Rauchen ist eigentlich nur Nikotin rein, Nikotin raus. Wenn man diese Kette durchbricht, dann hat der Teufelskreis ein Ende und der Raucher braucht keine Zigaretten mehr, da es keinen Nikotinpegel mehr gibt, um diesen zu füllen." Und der psychologische Aspekt „fällt" beim Verstehen des Rauchens" (*meine Erkenntnis*).*

9. Die erste Woche als Nichtraucher

Tag 1 als Nichtraucher: 20.8.2017 (Echtzeit)

(Ich habe stets mein Rauchertagebuch vor mir, in dem ich meine Gedanken, die mich heimsuchen, niederschreibe, und zwar exakt in diesem Moment, zudem ich jeweils die Uhrzeit oder den Moment aufgeschrieben habe. Erst zuhause angekommen habe ich das Aufgeschriebene in meinen PC übertragen!)

Ich öffne meine Augen so gegen 9.00 Uhr. Der erste Gedanken ist: „Hey, ich habe es wirklich getan!" Das Erste, was ich machen möchte, als ich aus dem Bett steige, ist, all meine Zigarettenüberbleibsel in einen Mülleimer zu stopfen! Ich öffne also meine Schublade, nehme mein Stopfgerät, Hülsen und die paar restlichen Zigaretten heraus und schmeisse das Zeugs in den bereits gefüllten Mülleimer und entsorge den Müllsack auf direktem Weg in den Container. Alexandra erzähle ich mit Euphorie und Gewissheit, dass heute mein erster Tag als Nichtraucher ist. Da wir einen gemeinsamen Haushalt führen, musste ich ihr mitteilen, dass ich heute mein neues Leben als Nichtraucher starte. Mein Körper ist noch fast den ganzen Morgen mit Nikotin zugedröhnt. Um 11.00 Uhr beginnen sich die ersten leichten Entzugserscheinungen bemerkbar zu machen. Das Gefühl stellt sich nicht anders dar, als wenn ich als Raucher in einer Kinovorstellung sitze und während der Vorstellung keine geraucht habe, auch nicht in der Pause und ich dann, nach sagen wir mal drei Stunden, das Kinogebäude verlassen habe. Ich glaube, dass ein Raucher dieses Gefühl kennt. Und genau so fühlt es sich für mich an. Ein leichtes überaktives Verhaltensmuster macht sich in mir breit. Eine gewisse Nervosität. Wie erwähnt, kenne ich dieses Gefühl des Nikotinentzuges bereits – so wie eigentlich jeder Raucher. Nur nahm ich, wenn ich mal einfach drei Stunden keine rauchen konnte, aus Gründen wie auch immer den Verlust von etwas (Nikotin) nicht so detailliert wahr wie jetzt. Ich wusste ja, dass ich wieder rauchen konnte. Aber dieses Mal ist es anders, mir ist bewusst, dass ich die Entzugserscheinungen auf die Spitze treiben werde. Ich habe ja schon mal das Rauchen *aufgegeben*, aber ich kann mich nicht mehr genau erinnern, wie ich die Entzugserscheinungen empfand und wie es mir in den ersten paar Monaten nach dem Rauchstopp erging, da es zu viele Jahre her ist. Ich kann mich nur daran erinnern, dass es seinerzeit das Gegenteil von einem Spaziergang war. Darum habe ich mir auch vorgenommen, alles so detailliert, wie es mir nur möglich ist, aufzuschreiben. Aufzuschreiben, was genau in mir so vorgeht, wenn ich jetzt wieder das Rauchen *aufgebe*. Ein entscheidender Punkt ist, dass ich dieses Mal das Rauchen nicht *aufgeben* werde, ich werde mich davon befreien! Und das heisst, dass es mir an nichts fehlen wird, da ich auf Nichts *verzichten* muss!

Durch „Endlich Nichtraucher" von Allen Carr und diverse Recherchen über das Rauchen wurde mir die andere Seite der Münze aufgezeigt, von der ich gar nichts wusste. Und zwar: Warum ich oder auch die viele Menschen eigentlich rauchen, und es gar nichts bringt ausser Sklaverei, Gesundheitsrisiken, Stinkerei etc. Sehr gut an „Endlich Nichtraucher" gefällt mir das Bild vom Nikotinmonster. Ein Monster, das unaufhörlich und z. T. ziemlich penetrant nach Nikotin schreit. Ich stellte mir bildlich vor, wie ich dem Nikotinmonster den Kampf ansage und es mit jedem Tag, an dem ich nicht mehr rauche, langsam töten werde!

Es ist jetzt mittlerweile **14.30 Uhr**. Ich sitze am Gewässer, an dem Platz, an dem ich Wochen vorher das Buch „Endlich Nichtraucher" zu lesen begann, aber auch wie eine Lokomotive geraucht habe. Ich habe das Buch mit dabei, ich lese nochmals ein wenig darin. Dies bestärkt mich immer mehr in meiner Entscheidung, das Nikotinmonster zu töten, aber genau in diesen Momenten schreit es in Höchstform. Es fühlt sich für mich an, als ob ich zwei Nächte ohne Schlaf verbracht hätte. Mir wird bewusst, dass jetzt die Entzugserscheinungen langsam Fahrt aufnehmen. Wie heftig werden sie? Ist dies der Höhepunktpunkt? Aber ich geniesse es. Wirklich! Ich bin so überzeugt, dass ich das Richtige mache, also leide ich auch nicht wirklich. Ich bin zwar sehr unkonzentriert, alles ist so komisch, so zeitverzögert, aber ich geniesse es.

15.15 Uhr

Ich muss mich bewegen, ich muss laufen, ich muss jetzt einen Ortswechsel machen. Nicht, dass ich in irgendeiner Weise Lust auf eine Zigarette habe, NEIN! Im Gegenteil. Es sammeln sich immer mehr Leute an dem Gewässer, die den Sonntagnachmittag geniessen wollen oder was weiss ich. Viele Menschen neben mir rauchen. Ich glaube nicht, dass es klug ist, sich dem Rauch auszusetzen. Das Gefühl wird heftiger. Nicht, dass es nicht auszuhalten wäre. Ich lebe ja noch, aber es ist irgendwie alles verlangsamt und komisch.

16.15 Uhr

Ich bin jetzt so etwa eine Stunde gelaufen. In einem gemächlichen Tempo. Ich nehme die Entzugserscheinungen ordentlich wahr. Ich finde den

Prozess, der in mir abläuft, interessant. Körperlich fühle ich eigentlich nichts! Ich nehme die Entzugserscheinungen rein psychisch wahr. Es ist etwas stärker als von einer Stunde. Irgendwie fühlt es sich jetzt an, als ob ich um etwa 4.00 Uhr morgens aus dem Schlaf gerissen wurde, von, sagen wir mal, dem Wecker. Also wache ich abrupt auf und realisiere zwar, dass ich verschlafen habe, ziehe mich an, wasche mein Gesicht, steig auf das Velo und fahre zur Arbeit. Genauso, wie wir grösstenteils Handlungen fast schon automatisiert durchführen, ohne genau darüber nachzudenken. Genauso wenig muss auch ein „abrupt aufstehender Mensch" über solche Dinge nicht nachdenken, da es Dinge sind, die er schon Hunderte Male gemacht und die er, man könnte fast sagen, verinnerlicht hat. Um auf den Punkt zu kommen: Ich fühle mich wie ein aus dem Schlaf gerissener Mensch der funktioniert, aber irgendwie auch nicht. Die Reaktionen, die Denkgeschwindigkeit sind einfach nicht ganz auf 100 %.

17.45 Uhr

Seit ca. einer Stunde bin ich wieder zuhause. Mir geht es etwas besser.

19.45 Uhr

Um etwa 18.30 Uhr (während des Essens) habe ich auf einmal ein Lustgefühl bemerkt und auch richtig heftig gespürt. Ich dachte: „Oje, wie kann das sein?!" Aber mit dem Wissen aus dem Buch „Endlich Nichtraucher" und mit meiner jetzigen geistigen Haltung dem Rauchen gegenüber habe ich dem Nikotinmonster nicht mehr meine Aufmerksamkeit geschenkt. Ich spüre nach wie vor den Entzug in mir, aber ich bleibe dabei, dass ich keine bessere Entscheidung treffen konnte!

21.15 Uhr

Ich mache etwas Produktives in der Wohnung. Ich verändere ein paar Dinge, die ich schon länger machen wollte, aber nicht dazu gekommen bin. Der Moment jetzt scheint passend zu sein und lenkt mich auch ein wenig ab. Ich bin müde, aber irgendwie auch nicht. Alles ist komisch und verlangsamt. Meine ganze Wahrnehmung scheint aus dem Takt geraten zu sein.

22.00 Uhr

Den ersten und, so wie ich denke, schwierigsten und erfolgversprechendsten Tag habe ich hinter mich gebracht. Es ist geschafft. Nach etwa acht Jahren als Raucher habe ich jetzt einen Schlussstrich gezogen. Ich habe es mir immer ganz schwer und qualvoll vorgestellt, mit dem Rauchen aufzuhören. Doch das ist es nicht. Mit der richtigen geistigen Haltung habe ich meinen ersten Tag als Nichtraucher erfolgreich und mit einem Lächeln im Gesicht – trotz der Entzugserscheinungen, die mich ganz verwirrt in Bezug auf meine normalen Gewohnheiten und Tätigkeiten machen – erfolgreich geschafft! ☺☺☺ Ich denke im Nachhinein, dass das Schwierigste darin besteht, es einfach zu tun! Nicht die Entzugserscheinungen sind das Problem. Diese geniesse ich! Auch wenn es mir die ersten paar Tage nach dem Rauchstopp schlechter gehen wird als mit Zigarette. Diese Zeit ist absehbar und mit der richtigen Einstellung kann diese Zeit sogar ein Genuss sein. Nein! Es einfach zu tun und man sollte nicht warten, das finde ich das Schwerste! Den berühmten ersten Schritt zu machen. Ich vergleiche es mit dem folgenden Beispiel: Wenn man in einem Wellnessbereich ist und, im warmen, ja sogar heissen Wasser und, es jetzt darum geht, sich im kalten Wasser abzuschrecken, also so richtig kaltes Wasser, das eine Temperatur von etwa acht Grad Celsius hat. Dann besteht die grösste Hürde darin, erst einmal drin zu sein. Der erste Schritt. Wenn man drin ist, ist es zwar kalt, aber aushaltbar und gar nicht so schlimm. Es ist also nur der erste Schritt, der es so verdammt schwer macht! Nur der erste Schritt!

Tag 2 als Nichtraucher: 21.8.2017 (Echtzeit)

5.30 Uhr

Ich bin sehr müde und kann gar nicht recht sagen, ob ich noch Entzugserscheinungen habe oder nicht. Das Einschlafen ging wie von alleine. Es stellten sich bei mir keine Schlafprobleme ein. Aber ich habe von Natur aus glücklicherweise auch selten mit Schlafproblemen zu kämpfen. Der erste Gedanke, den ich habe, ist eine Zigarette, aber nicht in der Form, dass ich jetzt eine rauchen möchte und sie vermisse, sondern wie „ah, an eine Zigarette zu denken ist ganz normal". Interessanterweise schmecke ich aus dem Mund stark nach einer Zigarette, obwohl ich ein sehr gepflegter Mensch bin und mir mindestens zweimal täglich die Zähne putze. Und obwohl, ja, jetzt mein zweiter Tag als glücklicher Nichtraucher ist.

9.00 Uhr

Ich bin zwar nach wie vor sehr müde, was sicher mit dem frühen Aufstehen zu tun hat, aber vielleicht hängt es auch mit dem Entzug zusammen. Ich weiss es (noch) nicht.

11.50 Uhr

Irgendwie merke ich, dass ich mich nicht zu sehr anstrengen sollte. Ich bin gar nicht leistungsfähig und es macht sich ein Gefühl der Verlangsamung bemerkbar. D. h. für mich, dass ich mittendrin in den Entzugserscheinungen bin. Es kommt mir vor, als wäre man in der Mitte eines Wirbelturms, (nein, ich bin noch nie in einem Wirbelsturm gewesen, aber ich nutze das Wissen aus Dokumentationen), man nimmt die hohen Umdrehungszahlen des Windes und die Kraft des Sturmes für den Moment gar nicht mehr wahr, da in der

Mitte des Sturmes, auch das Auge des Hurrikans genannt, so eine Art Loch sein sollte. Aber sobald der Sturm weiterzieht, dann nimmt man schnell und merklich die zerstörerischen Ausmasse des Sturmes wieder wahr, und genauso war es, glaube ich, als ich heute Morgen aufgestanden bin. Ich war anscheinend in der Mitte des Sturmes. Darum wusste ich nicht genau, ob ich die Entzugserscheinungen noch spüre oder ob es einfach die Müdigkeit ist. Aber ich kann zum jetzigen Zeitpunkt durchaus sagen, dass ich die Entzugserscheinungen heftiger als am ersten Tag wahrnehme. Was meine ich mit heftiger? Mir fehlen irgendwie die Wörter im Kopf. Als ich vorhin ein Telefonat führen musste, war das Symptom für mich sehr gut bemerkbar. Ich konnte mich zwar artikulieren, aber irgendwie auch nicht. Es schien mir, als ob meine Wörter, die ich sonst wie aus dem Nichts hervorhole, diese irgendwie nicht so richtig auffindbar wären. Mein Denkvermögen wie auch meine Reaktionsfähigkeit erscheinen verlangsamt und ich fühle mich nach wie vor komisch und fast ein wenig wie benommen.

Um mit dem Rauchen aufzuhören, ist ein richtiger Zeitpunkt entscheidend. Zwar ist es doch gang und gäbe, dass wir als Raucher nie das Heute als Zeitpunkt wählen, sondern immer das Morgen. Aber wenn man, so wie ich, bereit dazu ist mit dieser Stinkerei aufzuhören, dann sollte man meiner Meinung nach einen Zeitpunkt wählen für den es die nächsten paar Tage nicht sehr anspruchsvoll sein muss. Ich würde den Zeitpunkt an die Ferien klammern. Nicht um einen Rückfall zu vermeiden. Nein, eher um die paar Tage ohne zu grossen Stress und belastende Ereignisse noch zu verlangsamen und zu erschweren.

Die Reise, die ich angetreten habe, gefällt mir. Sie gefällt mir so gut, dass ich diese Unannehmlichkeiten, die den Entzug erzeugen, sehr gerne in Kauf nehme und es auch sehr spannend finde, was mit mir passiert. Denn allein die Erkenntnisse darum, dass dieser Zustand temporär ist und nach wenigen Tagen vorbei ist, lohnt es sich definitiv diese kleinen Strapazen in Kauf zu nehmen. Es wird immer schlechter, bevor es besser wird und anscheinend muss ich mich mit der Besserung noch ein wenig gedulden, bis sie eintritt.

13.40 Uhr

Es ist sehr heftig zurzeit. Ständig sehe ich Raucher. Ich konzentriere mich explizit auf diese. Sie fallen mir sehr auf. Als ob jeder Mensch raucht! Achtet man mal auf Leute, die schwarze Schuhe tragen, dann sieht man auch eher Leute, die schwarze Schuhe anhaben. Genauso ist es bei mir. Ich sehe nur noch Raucher. Immer, wenn ich an einem vorbei laufen muss, halte ich die Luft an. Nicht, dass mein inneres Nikotinmonster noch einen Strohhalm bekommt, an dem es sich noch länger festhalten kann. Und natürlich auch als eigenen Schutzmechanismus vor mir selbst, damit ich kein Nervengift namens Nikotin irrtümlicherweise einatme. Ich habe lange geraucht. Und ich muss mir nichts vormachen. Ich weiss, dass ich zwar die Zigarette an sich nicht vermisse, aber ich mich auch nicht unnötig dem Passivrauchen (besonders in der Entzugszeit) aussetzen muss. Denn noch bin ich nicht über den Berg! Gedanken sind Kräfte, aber auch diese haben Schwachstellen. Ich meine, warum schaffen es so viele Raucher auch nicht aus der Nikotinfalle heraus?! Auf jeden Fall rufe ich mir immer wieder Gedanken aus dem Buch „Endlich Nichtraucher" ins Gedächtnis zurück: „Nicht mir fehlt etwas, den Rauchern fehlt etwas, darum müssen sie rauchen." „Ich bin frei, ich bin kein Sklave mehr" usw.

18.20 Uhr

Heute traf ich den zweiten Menschen, der von meinem Rauchstopp erfahren sollte. Ich sagte von mir aus nicht, dass ich Schluss mit dieser Stinkerei gemacht habe. Mein Bruder Dave ist Nichtraucher, aber dennoch war er noch nie abschätzend mir gegenüber im Hinblick auf das Rauchen. Im Gegenteil. Er kam auch oft mit auf den Balkon, wenn ich eine Zigarette rauchen ging. Als wir das Krafttraining absolviert hatten (wir trainieren regelmässig zusammen), kam auch mal die Frage: „So, und jetzt auf den Balkon?" Doch mit einem breiten Grinsen erwidere ich: „Warum?" Bei Dave war der Groschen gefallen. Ich erzählte ihm ganz euphorisch von meinem neuen Leben als Nichtraucher. Ich schwärmte von Allen Carr und sagte, dass ich jetzt glücklich und ohne Mühe Nichtraucher sei. Er meinte zwar, dass dies ja eine sehr erfreuliche Nachricht sei, doch was sind schon zwei Tage. Geschafft hat man es erst nach einem Jahr. Zumindest weiss ich jetzt, was er von mir denken wird, wenn ich ein Jahr als Nichtraucher verbracht habe. Ich für meinen Teil behaupte, dass es immer eine ganz kleine Rückfallquote gibt. Schliesslich habe ich ja nach ca. fünf Jahren Raucherfreiheit auch wieder mit dem Rauchen angefangen. In Versuchung wird man von vielen Dingen gebracht, aber man muss lernen, ihnen zu widerstehen oder eben, wie ich jetzt gelernt habe, nicht nur widerstehen, sondern begreifen, dass es nichts bringt! So muss man auch nicht mehr widerstehen. Verstehen Sie? Nur Gott allein weiss, ob ich jetzt nie wieder nikotinabhängig werde! Zum jetzigen Zeitpunkt möchte ich es nie, nie, nie mehr werden!

Das Training lief so lala, ich bin einfach nicht leistungsfähig und ich habe jetzt so Kopfschmerzen. Vielleicht hängt es mit der Überanstrengung zusammen. Auf jeden Fall muss ich mich jetzt den restlichen Tag entspannen.

20.50 Uhr
Meine Gedanken sind zurzeit sehr negativ. Ich habe mir damals gesagt, als ich nach ca. fünf Jahren als Ex- Raucher wieder mit dem Rauchen angefangen habe, dass ich nie mehr aufhören werde.

- Ich habe das so vermisst.
- Endlich wieder diese Krücke.

50

- Endlich wieder mein Freund.

- Endlich wieder dieses Gefühl in meinen Lungen spüren, wenn ich den Rauch inhaliere etc.

Ich weiss, es ist lächerlich, vor allem für einen Nichtraucher, aber, wenn man sich anstatt einer Zigarette eine Flasche Wein vorstellt und man nach dem Alkohol giert, dann kann man meine Aussage vielleicht nachvollziehen.

Es begann so ein Gedanken-Ping-Pong-Spiel in mir. Ich frage mich, ob ich wirklich das Richtige getan habe?! Oder warum sonst sollte ich damals die Aussage getätigt haben, nie mehr mit dem Rauchen aufzuhören. Mir wird klar, dass sich eine grosse Angst bemerkbar macht, die versucht, mich von meiner Entscheidung abzubringen. Ich hole mir das innere Bild vom Nikotinmonster wieder hervor und stelle mir vor, wie es mit allen Tricks versucht, mich zu verführen, um erneut zu rauchen und es mich nicht loslassen möchte. Es möchte einfach gesagt nicht sterben! Durch das Buch „Endlich Nichtraucher" wurde ich aber von diesen Illusionen befreit und ich weiss, dass es reine Kopfsache ist und mit der richtigen Einstellung zu tun hat. Die richtige Einstellung ist sicher nicht die, nie mehr mit dem Rauchen aufzuhören. Das ist das Werk des Teufels! Die richtige Einstellung ist, mit diesem Teufelszeug endlich Schluss zu machen!

Habe ich als Kind geraucht? NEIN! Braucht es ein Nichtraucher? NEIN! Ja, braucht es ein Raucher? NEIN! Lediglich das Nikotinmonster verlangt nach Nikotin und will mir weismachen, dass ich es geniesse, dieses dreckige Zeug zu inhalieren. Ich selbst habe während drei Jahre immer wieder ein über zwei Monate anhaltender, ja z. T. bellender Husten bekommen! Also brauche ich wirklich die Zigarette?! Das Einzige, was ich brauche, ist das Nikotin und dies nur, weil es sich das Nikotinmonster in mir gemütlich gemacht hat. Doch ich werde es verhungern lassen! Ich habe jetzt sehr tief in die Tasche gegriffen und bin vom heutigen Tag oder besser gesagt, von der Uhrzeit –**20.50**– abgekommen. Doch genau solche Gedanken gehen mir durch den Kopf. Es macht mich wütend, aber auch traurig, dass ich zu zweifeln beginne, da ich doch genau weiss, wie schön es damals war, ca. fünf Jahre nicht zu rauchen und wie Elend ich mich gefühlt habe, als ich nach ca. fünf Jahren wieder im Alkoholrausch und in einer schweren Zeit im Leben erneut in die Falle geriet! Dass ich Zweifel bekomme, hat nämlich nur einen Grund. DAS „NIKOTINMONSTER MÖCHTE LEBEN!" Ich bin jetzt noch stolzer auf mich und kann es kaum in Worte fassen, wie unheimlich glücklich ich bin, nicht mehr rauchen zu müssen!

Tag 3 als Nichtraucher: 22.8.2017 (Echtzeit)

6.00 Uhr

Im Moment ist nur die Müdigkeit spürbar. Der erste Gedanken ist wieder eine Zigarette. Ich habe mich doch immer so gefreut, als Erstes am Morgen auf dem Balkon eine Zigarette zu rauchen. Aber genau mit dieser fing die Kettenreaktion wieder an. Auch am Abend, nachts musste ich mich ständig immer wieder aus dem Bett quälen, da sich das Nikotinmonster gemeldet hat und mich noch nicht schlafen lassen wollte, da jetzt seit der letzten Zigarette zu viel Zeit vergangen war. Wenn das keine Selbstversklavung ist, dann weiss ich auch nicht. Mir kommt auch gerade in den Sinn: Als ich mit der Bahn nach Berlin gefahren bin, dann konnte ich etwa sieben Std. keine rauchen. Der blanke Horror. Ich füllte vor der Abfahrt meinen Nikotinpegel mit etwa drei Zigaretten. Dann nach etwa drei Stunden fing das Horrorszenario an. Immer rauchen zu müssen führte bei mir auch dazu, dass ich mein Leben nach dem Rauchen ausrichtete. D. h. konkret: Dass ich Orte oder Anlässe mied, an denen und zu denen man nur erschwert rauchen konnte. Einfach, weil ich sonst ständig einer Belastung ausgesetzt gewesen wäre!

10.00 Uhr

Die Entzugserscheinungen klingen definitiv ab. Soll nicht heissen, dass ich über dem Berg bin. Nein, denn das Nikotinmonster lebt anscheinend bis drei Wochen noch weiter, also genauer gesagt, es vegetiert vor sich hin, bis es dann stirbt! Aus diesem Grunde möchte ich mir das „Nichtrauchertagebuch" von Allen Carr und das Buch „Für immer Nichtraucher" von Allen Carr noch besorgen, um mich in meinen Gedanken noch mehr zu bestärken.

11.30 Uhr

Mein Brustkorb schmerzt ein wenig, ich habe einen Hustenanfall bekommen. Dennoch habe ich in diesem Moment ein Verlangen nach dem Gefühl, das ich im Hals habe, wenn ich an einer Zigarette ziehe. Ich denke, Sie wissen, welches Gefühl ich meine. Ein Gefühl, das ich dutzende Male an einem Tag gefühlt habe. „Nikotinmonster, halt die Klappe!"

13.30

Ich sitze am Gewässer, am selben Platz wie immer. Keine fünf Meter vor mir sitzt einer im Wasser. Die Sonne zeigt sich von ihrer besten Seite, es herrschen Temperaturen von über 32 Grad, blauer Himmel, ein herrlich schwacher Wind, der einem um die Nase weht. Einfach ein perfekter Tag! Er raucht eine Zigarette, er scheint es zu geniessen! Er taucht seine Füsse in das Wasser, sein Gesichtsausdruck scheint Freude auszustrahlen. Die leichten Wellengänge erreichen das Ufer und ein leichtes Rauschen des Wassers macht sich bemerkbar. Er raucht und raucht. Einen Zug nach dem anderen. Doch als die Zigarette sich dem Ende neigt, spickt er sie ins Wasser und die fünfminütige Phase des Genusses scheint vorbei zu sein. Er verlässt seine Position im Wasser und begibt sich wieder ans Ufer. Hm, denke ich, interessant. Kaum ist die Zigarette fertig geraucht, ist der *Genuss* vorbei? Das Wetter ist immer noch majestätisch, der Wind weht immer noch um die Nase, das Wasser hat immer noch geschätzte 23 Grad. Kann es sein, dass er solche Momente nur mit einer Zigarette *geniessen* kann? Ähnliche Muster kenne ich aus eigener Erfahrung. Wenn ich irgendwo eine Aussicht *genossen* habe, dann steckte ich mir gleich eine Zigarette in den Mund, und sobald diese fertig war, war auch der Moment der schönen Aussicht zu Ende. Ich kann dieses Ereignis nicht genau erklären und doch kommt es mir sehr vertraut vor.

17.30 Uhr

Bald ist der Tag drei geschafft. Die Entzugserscheinungen sind definitiv vorbei! In zwei bis maximal drei Tagen denke ich, ist mit diesen zu rechnen. Also in meinem Fall spüre ich am dritten Tag eigentlich nichts mehr. Ich kann sagen, dass es eigentlich nach zwei Tagen vorbei ist. Hmm, nicht ganz. Die Konzentration und die Stressresistenz sind noch nicht auf dem 100%-Level. Ich habe noch nie so viel an Zigaretten gedacht. Keine halbe Stunde vergeht, da ich nicht an Zigaretten denke. Jedenfalls spüre ich den Entzug kaum mehr.

Positive Nebeneffekte bei Tag drei:

- Meine Geschmacksnerven werden besser!
- Das Essen schmeckt wieder viel intensiver. Diese Erfahrung jedoch, habe ich auch nach meinem ersten Rauchstopp gemacht!
- Ich kann wieder ganz tief in meine Lungen atmen, ab einer gewissen Tiefe musste ich immer husten. Aber erfreulicherweise ist dies jetzt nicht mehr der Fall.
- Ich geniesse es, Luft zu inhalieren!

20.00 Uhr

Vor ca. einer Stunde habe ich eine Meinungsverschiedenheit mit Alexandra gehabt. Ich regte mich sehr schnell auf und reagierte mit Gereiztheit. Im Inneren zitterte ich und ich dachte: „Beruhige dich, fahr runter, du kannst jetzt solche Stresssituationen nicht gebrauchen!" In solchen Situationen habe ich immer nach einer Zigarette gegriffen! Also bestand Gefahr?! Nein! Ich dachte zwar an die Zigarette, aber ich weiss, dass mir diese nicht helfen würde. Also schüttelte ich den Gedanken wieder ab. Ich beruhigte mich und konnte den dritten Tag als Nichtraucher erfolgreich abbuchen!

Tag 4 als Nichtraucher 23.8.2017 (Echtzeit)

6.40 Uhr

Es kommt mir vor wie in einem Märchen. Ich stelle einerseits fest, dass ich nicht mehr rauche, andererseits könnte es auch nur Einbildung sein und ich rauche immer noch? Ich meine, ca. acht Jahre habe ich wieder geraucht und insgesamt etwa 15 Jahre und jetzt seit Tagen nicht mehr. Es ist wahrscheinlich ähnlich, als wenn ein Arbeiter sehr lange Zeit geschuftet hat und dann in seine Pension gehen kann. Auf einmal beginnt ein neues Leben, ein anderes, ungewohntes Leben. Er müsste vieles so quasi neu erlernen: Wie baue ich mir eine Tagesstruktur auf, wie pflege ich von nun an all die sozialen Kontakte, wie gehe ich mit der Situation um, beruflich nicht mehr gebraucht zu werden usw. Es sind noch so viele Verknüpfungen mit Erlebnissen oder Kombinationen in meinem Hirn verankert, die ich seit sehr langer Zeit nur mit der Zigarette gemacht habe. Es braucht und es wird Zeit brauchen, bis ich diese Faktoren wieder ins Gleichgewicht bringen kann.

9.30 Uhr

Das Krafttraining geht mühsam vonstatten. Obwohl ich von Energie nur so strotzen könnte, ist genau das Gegenteil der Fall. Ich fühle mich niedergeschlagen, kraftlos und kann einfach keine gute Leistung erbringen. Auch der Proteinshake nach dem Training ist komisch und ungewohnt für mich.

Eigentlich habe ich doch immer eine Zigarette dazu geraucht (und ich trainiere jetzt schon viele Jahre).

13.40 Uhr

Böse Gedanken ereilen mich, überall sehe ich Raucher. Ich mache den Fehler, dass ich diese Gedanken zulasse. Ich werde schwach. Soll nicht heissen, dass ich mit schwach meine, eine Zigarette rauchen zu wollen, nein! Ich meine, dass mich im Hinblick auf Zigaretten irgendwie Wehmut überfallen hat. Ich denke im selben Atemzug an folgende Weisheit:

„Der Tabak und die Reben
hat der Herrgott uns gegeben,
wenn du weise sie kannst gebrauchen
kannst du trinken und auch rauchen…

Mit dem Trinken hat es nicht geholfen, von dieser Sucht habe ich mich seit Jahren befreit und habe nie mehr einen Schluck von diesem Teufelszeug getrunken! Später dazu mehr. Auf jeden Fall denke ich, dass die Zigarettensucht an sich das Problem ist. Das ständige Rauchen-Müssen. Die ständige Unsicherheit und Angst, nicht rauchen zu dürfen oder es einfach zu unterlassen. Aber wenn ich ab und zu eine Zigarre (mit süssem Geschmack) paffe, dann ist es vielleicht ein Genuss?! Ich weiss es nicht. Begebe ich mich in denselben Strudel wieder hinein, als ich damals Schischa geraucht habe und es dann immer mehr und regelmässiger wurde und ich dann, vielleicht noch nicht körperlich, vom Nikotin abhängig war, aber von der Psyche wieder so langsam aber sicher von der, so wie es Allen Carr nannte „Gehirnwäsche" übermannt werde? Ich habe mir, bevor ich die letzte Zigarette ausgedrückt habe vorgenommen, in genau 100 Tagen ein Zigarillo zu paffen, dann einen Monat Pause, um genau zu analysieren, ob ich ein Verlangen danach entwickeln werde oder nicht! Bei Ersterem werde ich es bei diesem einen Experiment belassen! Ich weiss, dies hört sich widersprüchlich angesichts meiner Meinung gegenüber dem Rauchen, die ich vertrete, an. Aber ich bin der Meinung, dass es irgendwo ein Genuss sein kann, wenn man selten eine pafft. Oder doch nicht? So wie jemand alle vier Monate z. B. ein Glas Wein trinkt, so könnte ich mir rein theoretisch vorstellen, auch mal eine zu paffen, aber niemals mehr zu inhalieren! So wie der, der mal ein Glas Wein trinkt, muss nicht heissen, dass er süchtig wird und plötzlich täglich drei Flaschen Wein zu sich nehmen muss, damit er sich halbwegs wie ein Mensch fühlt. Oder ist es so wie bei mir mit dem Alkohol? Sollte ich lieber ganz die Finger davon weglassen? Denke ich daran, ab und zu eine zu paffen, weil ich noch nicht mal eine Woche rauchfrei bin und das kleine Nikotinmonster sich zu Wort meldet und somit eine Chance sieht, dass es wiederbelebt wird? Vielleicht spielt mir mein Hirn einfach einen Streich. Mir ist durchaus bewusst, dass das Nikotin auch über die Haut aufgenommen wird. Mir ist aber auch bewusst, dass ich während meiner ca. fünf-jährigen Rauchabstinenz, auch mal an einem grossartigen Tag, wie damals, als ich mein Lehrdiplom in der Hand hielt, eine grosse Zigarre gepafft habe und ich nicht gerade wieder das Verlangen nach einer Zigarette hatte. Vielleicht ist auch diese Zigarre, die ich nach der Lehre als Triumph gepafft habe, ein Auslöser gewesen, dass ich langsam, schleichend das Rauchen wieder in mein Leben liess und es nur eine Frage der Zeit war, bis ich wieder an den Handschellen des Rauchens festgenagelt war? Oder war es doch der übermässige Alkoholkonsum (Alkohol zieht das eine an)? Ich weiss es nicht! Ich weiss nur, dass ich es als Experiment sehen werde. Klar stellt sich die Frage, ob ich wirklich frei bin, wenn ich so einen Plan verfolge, aber ich muss es wissen! Damit meine ich nicht, dass ich für meine Handlungen alleine verantwortlich bin, sondern dass ich sehr neugierig darauf bin. Vielleicht werde ich auch gar nichts mehr paffen und halte mir diese Option frei, um mit meinen Gedanken gut fertigzuwerden?

17.40 Uhr

Entzugserscheinungen sind beiseite! Das Schlimmste ist überstanden! Jetzt mache ich mir einen Erfolgsplan, in dem ich jeden Tag ein Strich mache und somit jeden weiteren Tag als Nichtraucher auch praktisch beenden kann!

20.30 Uhr

Tag vier ist geschafft. Ich bin überglücklich und mir fehlt es zurzeit nicht an Selbstvertrauen.

Tag 5 als Nichtraucher 24.8.17 (Echtzeit)

8.00 Uhr

Ich schaue mir jeden Tag solche Nichtraucher-filmchen an, diese helfen mir meinen Weg zu gehen.

12.00 Uhr

Mir ist bewusst, dass ich mich wiederhole, aber die Entzugserscheinungen sind nicht mehr vorhanden. Das Verlangen nach einer Zigarette jedoch, kommt nach wie vor auf. Zu lange habe ich geraucht und die Zigarette mit diversen Dingen verknüpft. Ich stelle mir z. B. vor, dass ich, wenn ich drei mal am Tag einen Kaffee zu einer Zigarette getrunken habe, auf das Jahr hochgerechnet im Durchschnitt etwa 1000-mal den Kaffee mit der Zigarette assoziiert habe. Natürlich denke ich täglich an eine Zigarette, natürlich kommt das Verlangen auf. Ich habe das aber erst begriffen, nachdem ich das Buch „Endlich Nichtraucher" gelesen habe.

16.45 Uhr

Das Bedürfnis, in das Rauchertagebuch zu schreiben, kommt immer in kürzeren Abständen. Dies empfinde ich als ein gutes Zeichen.

21.00 Uhr

Die Gewohnheit oder soll ich sagen die Krankheit, immer nach gewissen Ritualen eine rauchen zu wollen oder zu müssen, nimmt langsam ab. Aber immer noch ist es sehr komisch, für mich auf einmal z. B. zwei Std. einen Film zu schauen und danach duschen zu gehen und nicht nach dem Film direkt auf den Balkon, um eine zu rauchen. Oder auch nach dem Essen, es ist sehr komisch, dass ich dann keine rauche. Meine Theorie, warum den meisten Rauchern die Zigarette nach dem Essen so besonders schmeckt ist nicht nur, weil man nach einem längeren Essen, sagen wir mal dreiviertel Std., die Entzugserscheinungen sich bemerkbar machen und man dringend eine rauchen muss, nein, ich denke, es hat auch den Grund, dass man nach einer Mahlzeit den stinkenden Geruch, den man im Mund hat und der ohne Kaugummis unerträglich wäre, durch das Verspeisen einer Mahlzeit weggeht und man nicht mehr so einen trockenen Mund hat, und somit die Zigarette als *Genuss* geraucht werden kann. Aber ist es wirklich ein *Genuss*?!

Tag 6 als Nichtraucher 25.8.2017 (Echtzeit)

9.00 Uhr
Kein Verlangen, keine Entzugserscheinungen. Nichts!

12.30 Uhr
Ich denke, dass die stärkste Entwöhnungszeit vorbei ist.

19.40 Uhr

Ich habe weder ein Verlangen nach der Zigarette noch in meinem Tagebuch weiter zu schreiben. Ich kann nur sagen, dass ich in den sechs Tagen, an denen ich mich glücklich von der Sucht befreit habe, ich:

- Kein Ersatz brauche (*Ersatz* braucht man nur, wenn man etwas vermisst oder *aufgibt*).
- Kein Kilogramm zunahm (zunehmen tut man durch einen Kalorienüberschuss infolge Nahrungsaufnahme und nicht einfach so).
- Nicht gelitten habe (leiden tut man, wenn man etwas vermisst oder schwer zu ertragen ist).
- Die Entzugserscheinungen als angenehm empfunden habe (da ich mit jeder Stunde wusste, dass ich mich befreien werde und nicht mich, sagen wir mal, von einer Trauminsel verabschieden musste, denn ich habe verstanden, was Allen-Carr mir als Leser mitteilen wollte).
- Mich trotz der leichten Strapazen unbeschreiblich gut fühle.

Tag 7 als Nichtraucher 26.8.2017 (Echtzeit)

Juhui, ich bin am Tag sieben angelangt. Eine Woche ☺. Hat irgendwie etwas Magisches! Meine Bilanz nach 7 Tagen, (oder genauer formuliert am

7. Tag als Nichtraucher): Klar denke ich noch an die Zigarette, aber ich habe kein Verlangen mehr. Da ich weiss, dass mir diese Abhängigkeit nichts, absolut nichts bringt, ausser Sklaverei, einen leeren Geldbeutel und Gesundheitsschäden, komme ich diesen Gedanken nicht weiter nach. Ich registriere, dass ich vermehrt an Zigaretten denke, was ja nach so langer Raucherzeit normal ist, aber ich sehe die Zigarette aus der richtigen Perspektive. Wie gesagt *der Tabak und die Reben.* 20 Zigaretten in sich reinzujagen, kann kein Genuss sein, aber vielleicht ab und zu bis selten eine zu paffen oder an einer e-Zigarette zu ziehen, ist vielleicht eine Alternative?! Das wird sich zeigen. Auf jeden Fall möchte ich nie, nie, nie mehr Sklave der Zigarette sein!

Zusammenfassend kann ich sagen:

- Die Entscheidung vor der allerletzten Zigarette ist eine Hürde, die man einfach nehmen muss. Es waren Gedanken in meinem Kopf, doch ich wusste, dass ich das Richtige machen werde. Es war für mich, als müsste ich eine Arbeit erledigen, von der ich mich am liebsten fernhalten sollte sprich, die ich am liebsten gar nicht machen möchte. Es einfach zu tun, jetzt auf das Rauchen bezogen, das ist das Geheimnis.
- Meine „erste Welle" der Entzugs- oder aber Entwöhnungszeit betrug in etwa zwei bis drei Tage.

- Meine Geschmacksnerven verbesserten sich nach zwei bis drei Tagen.
- Die Fähigkeit, ganze Lungenzüge zu nehmen, ohne dass ich Schmerzen hatte und aber auch husten musste, verging bei mir ebenfalls nach zwei bis drei Tagen.
- Das stärkste Verlangen oder anders ausgedrückt, die stärksten Gedanken um die Zigarette, waren bei mir auch in der ersten Woche verschwunden.
- Ab dem Tag drei habe ich jede Nacht davon geträumt zu rauchen. Diese Träume waren für mich so real, dass ich das Gefühl bekam, tatsächlich zu rauchen. Ich denke, dass mein ICH diese Träume dazu braucht, um den gewaltigen Schritt, den ich gemacht habe, zu verarbeiten.

Wenn ich meine Entwöhnungszeit mit einem Essen, das ich zubereiten möchte, vergleiche, dann habe ich die Zwiebeln, die mir Tränen in den Augen bescheren, bereits geschnitten. Auf meine erste Woche als Nichtraucher bezogen, spüre ich, dass ich das „Schlimmste" überstanden habe. Doch was heisst schon schlimm. Ich genoss diese Zeit, denn ich weiss, dass dies das letzte Mal sein wird, dass ich so etwas erleben werde.

10. Alkohol

Ich werde mich so kurz wie möglich halten. Dennoch muss ich ein wenig ins Detail gehen. Wie die meisten Jugendlichen hatte auch ich in meinen jungen Jahren, diverse Alkoholeskapaden erlebt. Doch anscheinend tut Alkohol mir nicht gut. Auch wenn in den Medien oftmals erzählt wird, dass ein Glas Wein pro Tag gesund sei (was ich sehr bezweifle!), konnte ich nie bei einem Glas bleiben. Ich musste immer einen über den Durst trinken. Als ich mit dem Alkohol eine Pause eingelegt und mir vorgenommen habe, dass ich nach sechs Monaten wieder „normal" trinken könnte, hat sich diesen Versuch nicht bewahrheitet. Ich möchte nicht sagen, dass ich zur Sucht neige. Ich denke das gibt's nicht, jemanden, der zur Sucht neigt. Das wäre etwa das Gleiche, als wenn ich sagen würde, dass, wenn sich jemand das Bein bricht, er dazu neigt, sich zu verletzen. Es ist die Sucht selbst, die einen an der Stange hält! Ich denke, dass ich es einfach schlichtweg nicht kann, nur bei Gelegenheiten zu trinken und dann auch noch in Massen. Ich trank ganz oder gar nicht. Ich merkte, dass ich so nicht weiterleben konnte. Mein Alkoholkonsum war zu mancher Zeit so heftig, dass ich bei täglich ca. drei bis sechs Liter Bier angelangt war. Ich brauchte den Alkohol schon morgens als Stütze für die Arbeit. Auch während der Arbeit habe ich mich dabei erwischt, dass ich ein wenig trank. Spätestens am Feierabend legte ich richtig los. Folglich erlöste ich mich sozusagen von meinen Qualen und füllte meinen Spiegel auf. Ich glaube, dass ich ein ganzes Buch über meinen Alkoholkonsum etc. schreiben könnte, doch ich belasse es dabei. Ich habe mich eines Tages dann dazu entschlossen, dass es so nicht weiter gehen kann! Ich machte mich kaputt! Ich weiss nicht mehr genau, was der Auslöser war. Vermutlich einfach die Routine, Tag für Tag „den Pegel" erreichen zu müssen, damit es mir einigermassen wohl in meiner Haut war. Ich sagte mir, dass ich nie mehr Alkohol konsumieren möchte. Nicht auch nur einen Schluck. Ich hörte bald darauf auf. Ich lief an meinem ersten Entzugstag sehr, sehr lange im Wald herum. Ich wollte jeglichen Kiosken, Spätshops, an denen ich alkoholische Getränke kaufen konnte, fernbleiben. Ich erinnere mich, dass ich auch bei der Alkoholentwöhnung einen Kalender hatte, in den ich täglich ein Strich machte, insgesamt 100 Tage lang! Ich sagte immer wieder zu mir: „Ja, ich habe Lust, fast unerträgliche Lust zu trinken, aber ich möchte nicht mehr trinken"! Die Tage vergingen, die Wochen verstrichen, und bis zum heutigen Tag, also seit mehreren Jahren, habe ich nie mehr ein alkoholisches Getränk angerührt! Ich habe kein Verlangen, je wieder dieses gesellschaftlich akzeptierte Gift in mich hineinzulassen. Ich möchte frei sein! Frei von gesellschaftlichen Zwängen. Zu Anlässen wird man fast schon komisch angeschaut, wenn man sagt, dass man keinen Alkohol trinkt, weil es üblich ist, dass alle ein Weinglas vor sich stehen haben.

Fühle ich mich minderwertig, da ich weiss, dass ich nie, nie, nie mehr einen Schluck Alkohol trinken werde? NEIN! Ich bin unheimlich stolz auf mich, dass ich nichts mehr mit diesem gesellschaftlich akzeptierten Teufelszeug zu tun habe! Jedoch möchte ich hinzufügen, dass ich eine grosszügige Akzeptanz gegenüber den Leuten, die sich alkoholische Getränke genehmigen, aufgebaut habe.

11. Tag 8 als Nichtraucher 27.8.2017

Ab jetzt werde ich keine Uhrzeiten mehr notieren, da ich die erste Hürde gemeistert habe und auch nicht mehr so ein Verlangen verspüre, jeden Tag, ja sogar jeden Moment, in mein Rauchertagebuch zu schreiben. Was aber nicht heisst, dass ich mein Rauchertagebuch nicht mehr führen werde.

Heute begegnete ich der dritten Person aus meinem Familienkreis – meiner Grossmutter, die nach wie vor Raucherin ist! Ich wartete bewusst mindestens eine Woche, bis ich auf einen Raucher treffe, den ich persönlich gut kenne. Einfach als Vorkehrung und zu meinem eigenen Schutz. Bei etwa zwei Gelegenheiten, zu denen ich mir eine Zigarette angesteckt hätte, merkte sie anscheinend nicht, dass ich jetzt Nichtraucher oder halt eben Ex-Raucher geworden bin. Den Moment, an dem sie es feststellte, muss ich kurz erläutern. Wir waren einkaufen und wie seit Jahren immer nach dem Einkaufen gingen wir nach draussen vor das Einkaufzentrum und steckten uns eine Zigarette an. Ich nahm sofort mein Sandwich hervor und biss genüsslich hinein. Ich registrierte, wie sie nach Zigaretten in ihrer Handtasche suchte. Ja, sie wühlte förmlich darin. Sie wurde nervös. Schliesslich meinte sie, dass sie jetzt von mir eine nehmen müsse. Doch ich erwiderte ihr, dass ich leider keine habe. Ich teilte ihr nicht mit, dass ich aufgehört hatte zu rauchen. Ich konnte gut beobachten, dass sie sehr nervös wurde. Ich kann dieses Gefühl sehr gut nachvollziehen. Ich meinte, dass man im Einkaufzentrum sicherlich eine Packung kaufen könnte. Ohne lange zu zögern lief sie im raschen Tempo in das Einkaufzentrum und besorgte sich eine Packung Zigaretten. Es war nicht einmal ihre Marke. Wie Allen Carr schon erwähnte, würde ein Raucher, falls ihm die Zigaretten ausgingen, eher Kameldung oder alte Hanfseile rauchen, als auf die Zigaretten zu verzichten. Natürlich hatte meine Grossmutter keinen Kameldung geraucht. Jedoch fand ich die Erfahrung äusserst spannend. Auf jeden Fall bot sie mir, sichtlich erleichtert, eine Zigarette an, was ja sehr nett von ihr war, doch ich lehnte dankend ab. Sie fragte mich, ob ich das Rauchen *aufgegeben* hätte. Ich erwiderte ihr, dass ich das Rauchen nicht *aufgegeben,* sondern vielmehr einfach aufgehört und mich davon befreit habe. Mir kam es auf meine korrekte Wortwahl an. Sie beglückwünschte mich, was ich ihr als Raucherin sehr hoch anrechne. Das Thema war jedoch von da an beendet und sie zog mit einem Tempo ihre Zigarette herunter. Als ich dann im Anschluss bei ihr zum

Mittagessen war, fiel das Thema Rauchen nicht mehr.

Tag 9 als Nichtraucher 28.8.2017

Heute kaufte ich mir eine e-Zigarette (ohne Nikotin). Ich habe lange zu dieser „Neuerscheinung" auf dem Markt recherchiert. Damals, als ich vor einem guten Jahrzehnt mit dem Rauchen aufgehört habe, gab es sie noch nicht oder sie waren bei uns nicht erhältlich. Ich weiss, dass es noch keine Langzeitstudie zu diesem Zeitpunkt gibt und ich weiss, dass e-Zigaretten gesundheitlich auch nicht unbedenklich sind. Mir ist bewusst, dass ich dies auch eventuell als seltene Gelegenheit nutzen könnte, um den *Genuss* zu zelebrieren, oder aber auch, als eine Art *Notfallersatz* für die absolute Zwangslage. Ich habe im vorangegangenen Kapitel bereits erwähnt, was ich mit „Gelegenheit" meine. Vielleicht suche ich aber auch nur nach einer Möglichkeit, um meine Gedanken nach einer Zigarette mit einer e-Zigarette zu besänftigen? Denn wieso kaufe ich mir jetzt schon, am neunten Tag, eine solche e-Zigarette, obwohl es diese auch nach 100 Tagen noch geben wird? Auf jeden Fall begab ich mich in den Laden, der ein ordentliches Sortiment von diesen Dingern führte. Ich liess mich beraten, kaufte eine und begab mich nachhause. Ich probierte sie kurz aus, zog auch in die Lunge, da es sich nicht um ein nikotinhaltiges Liquid handelte, hatte ich keine Angst! Aber dennoch werde ich sie mit Vorsicht gebrauchen. Ich legte sie in meine Schublade.

Tag 14 als Nichtraucher 2.9.2017

Heute folgte ein weiterer Kontakt mit Menschen aus meinem Umfeld. Wir erwarteten Alexandras Eltern bei uns. Sie sind beide Nichtraucher. Sie waren bei uns zuhause zum Dessert eingeladen. Nach drei Stunden verabschiedeten sie sich wieder und zogen von dannen. Interessanterweise machten sie nicht eine Bemerkung im Hinblick auf das Rauchen. Ich meine, in diesen drei Stunden wäre ich sicher ein- bis zweimal nach draußen gegangen, um eine zu qualmen. Bei genauer Betrachtung der Situation ist mir jetzt sonnenklar, warum sie keine Bemerkung gemacht haben. Sie sind Nichtraucher! Sie hätten vielleicht nach sechs Stunden eine Bemerkung gemacht, aber dies auch nur, weil ihnen etwas an meinem Verhalten anders vorgekommen wäre. Im Gegensatz zu einem Raucher, der sich spätestens nach einer Stunde nach meinem Rauchverhalten erkundigt hätte, ist es einem Nichtraucher eigentlich egal. Dies geschieht wahrscheinlich nicht einmal in böser Absicht.

12. Der Ersatz

Ich würde lügen, wenn ich nach einem insgesamt 15-jährigen Raucherdasein nur durch ein Buch und ein wenig Recherche ganz weg vom Thema Rauchen bin. Ich habe mit 13 Jahren angefangen zu rauchen. Es ist ein riesiger Platz, den das Rauchen in meinem Leben eingenommen hat und ich erkennen muss, dass ich diese Sachen ändern werde oder geändert habe! Ich komme jetzt zu meinem *Ersatz*. Ich aber nenne es eher: meinen Notfalllückenbüsser. Ich habe erwähnt, dass ich eine e-Zigarette gekauft habe. Ich ziehe so jeden fünften Tag daran, ca. 10 Züge. Ich weiss, dass das Liquid <u>kein</u> Nikotin enthält. Ich entschuldige mich nicht für diese Wiederholung, denn diese Information ist von entscheidender Bedeutung für mich. Ich weiss auch, dass ich somit eine Illusion am Leben erhalte, aber bin ich in dieser Zeit auf mich alleine gestellt. Ich möchte von ganzem Herzen nie mehr von Zigaretten abhängig sein! Es erleichtert mir irgendwie den Absprung. Ich habe ungefähr die Hälfte meines bisherigen Lebens mit dem Rauchen oder besser gesagt, als Raucher verbracht.

Das Rauchen ist in mir tief verankert und hat mich in all meinen Lebensabschnitten begleitet. Somit ziehe ich besser an einer nikotinfreien e-Zigarette, die ich als temporären *Ersatz* nehmen möchte, anstatt an einer richtigen, stinkenden, widerlichen Zigarette. Ist es psychologisch gesehen wirklich so schlimm, wenn ich, sobald alte Muster zum Vorschein kommen, anstatt an einer Zigarette, an einer nikotinfreien e-Zigarette ziehe? Wie aber schon erwähnt, mir ist das gesundheitliche Risiko bewusst, das der e-Zigarette nachgesagt wird. Trotzdem muss ich erläutern, dass es mir geholfen hat. die tief liegende Restsucht mithilfe der nikotinfreien e-Zigarette zu überbrücken und auch zu beseitigen. Habe ich diese Hilfe wirklich gebraucht? Ich denke nicht wirklich. Damals habe ich e-

Zigarette auch nicht gebraucht, als ich den Absprung geschafft habe. Aber warum jetzt? Ich denke, dass der Grund darin besteht, dass es eben diese Möglichkeit gibt, an einer nikotinfreien und zu etwa 95 % weniger schädlichen e-Zigarette zu ziehen. Ganz streng genommen wäre das ein *Ersatz*. Aber ich habe nichts *aufgegeben*, als ich meine letzte Zigarette ausgedrückt hatte, also muss ich auf nichts *verzichten* und ich brauche bestimmt auch keinen Ersatz. *Es wäre etwa das Gleiche, wenn ich zu einem Heroinabhängigen sagen würde: „Wenn du mit dem Heroinspritzen aufgehört und dich befreit hast, kannst du dir ja Wasser oder Luft spritzen, so wirst du weiterhin das „Vergnügen" am Spritzen haben."* Genauso ist es mit dem Rauchen oder Dampfen einer e-Zigarette. *Es ist allein die Droge, die uns an der Nadel hält, sprich an der Zigarette.* Auf einen nikotinhaltigen Ersatz umzusteigen wie z. B. Nikotinkaugummi, Nikotinspray, Nikotinpflaster etc., käme in etwa dem folgenden Beispiel gleich: *Wenn ich einem Heroinabhängigen, der das Heroin raucht, sagen würde, dass er doch das Heroin besser spritzen und nicht rauchen sollte, da Rauchen ungesund sei. Nach wie vor ist er von der Droge Heroin abhängig! Im Fall eines Rauchers, der auf ein nikotinhaltiges Ersatzprodukt umsatteln möchte, wäre der arme Raucher immer noch von der Droge Nikotin abhängig, von der er eigentlich loskommen möchte.* Dies sind <u>nicht</u> meine Worte, so viel Zeit und Ehrlichkeit müssen sein. So ähnlich hatte es Allen Carr ausgedrückt. Ich verstehe voll und ganz, was er damit ausdrücken wollte. Es hat irgendwie Fleisch am Knochen beim genaueren überdenken, oder nicht?

Fazit ist, dass es mir nach wie vor sehr gut geht ohne rauchen zu müssen und ich mein Leben auf eine Art geniesse, auf die ich es noch nie genossen habe. Alles erscheint mir wertvoller und genüsslicher, seit ich ein freier Mensch bin! Wie gesagt, ich nutze diesen *Ersatz* etwa alle fünf Tage und ich möchte dieses Verhaltensmuster auch nicht in meinen Alltag integrieren. Für mich ist es nur ein „*Notfallersatz*", ein „*Lückenbüsser*", bis ich vollkommen über dem Berg bin.

13. Tag 26 als Nichtraucher 14.9.2017

Ich habe noch gar nicht erwähnt, dass ich jetzt Allen Carrs „Für immer Nichtraucher" lese. In diesem Buch lese ich sehr oft. Es ist ein sehr dickes Buch, ich würde meinen, dreimal mal so dick wie „Endlich Nichtraucher". Damit möchte ich nicht sagen, dass ich es zu dick finde und es bald einstauben werde, weil ich es nicht lesen kann. Nein! Ich finde es sehr interessant und lese darin wie in der Bibel. Auch das „365-Tage Tagebuch" von Allen Carr lese ich täglich, da es mir grossen Halt gibt. Es ist ein sehr informatives Tagebuch.

Tag 28 als Nichtraucher 16.9.2017 (Echtzeit)

Ich habe jetzt gerade zu kämpfen. Das Nikotinmonster ist definitiv Tod. Doch meine Psyche spielt gerade verrückt! Irgendwie kam vorhin eine

Wehmut auf. Ich bin alleine und deprimiert. Den Weg als glücklicher Nichtraucher bin ich ganz alleine angetreten und fühle mich gegenwärtig auch alleine. Ich griff bei solchen Frustrationen und einem solchen Gefühlschaos in früheren Lebensabschnitten zum Alkohol oder aber zur Zigarette, aber dies ist lange her. Ich habe diese Handlungen also sehr verinnerlicht. In diesem Moment sucht mich ein altes Muster heim. Nicht das Verlangen nach Alkohol, nein! Die Lust nach der Zigarette und dies am 28. Tag! Wenn ich jetzt ganz in mich hinein horche und meinen Verstand einschalte, dann wird mir schnell bewusst, dass die Zigarette mir jetzt nicht zu helfen vermag und es auch nie tat. Ich bin nicht mehr vom Nikotin abhängig und es gäbe keinen Grund, hier einen Rückfall zu initiieren. Ich bin davon los! Ich glaube, die Ursachen dafür, dass es mir jetzt nicht gut geht, liegen tiefer. Ich denke, dass sobald ich mich von dem Gedanken löse, wonach die Zigarette jetzt die Lösung für mich wäre und mir in irgendeiner Art eine Hilfe geben sollte, der Gedanke wieder so verschwindet, wie er gekommen ist.

Tag 31 als Nichtraucher 19.9.2017

Heute ist für mich eine Art wie Jubiläum. Einen Monat glücklicher Nichtraucher! ☺ Es kommt mir irgendwie immer noch ein wenig surreal vor. Auf die eine Seite rauche ich nicht mehr, aber auf der anderen Seite kommt es mir vor, als ob ich noch nie im Leben geraucht habe. Aber vielleicht liegt es daran, dass die Momente, die ich stets mit einer Zigarette in Verbindung gebracht habe, sich allmählich und im wahrsten Sinn des Wortes in „Rauch" auflösen. Z. B.: Am Anfang meiner Raucherentwöhnung trank ich den morgendlichen Kaffee auf dem Balkon (ich habe generell nicht in der Wohnung geraucht). Es war irgendwie ein Ritual, das ich beibehalten wollte. Doch wenn ich auf den jetzigen Stand achte, dann stelle ich fest, dass ich wie ein Nichtraucher den Kaffee gemütlich in der Wohnung trinke. Nach dem Essen, ob jetzt eine Zwischenmahlzeit oder die Hauptmahlzeit, stand ich unmittelbar danach auf und begab mich, natürlich mit einem Kaffee, auf den Balkon um zu rauchen. Ich kann buchstäblich mitverfolgen, wie sich mein Suchtverhalten und auch meine Gewohnheiten verändern. Die Dinge und die tagtäglichen Routinen haben immer weniger mit Zigaretten zu tun, die Verknüpfungen lösen sich Tag für Tag. Ich möchte nun festhalten und auch nochmals Revue passieren lassen, warum ich mit dem Rauchen aufgehört habe. Auch das, was sich im positiven Sinne bei mir verbessert hat. Ich möchte mit folgender Erkenntnis anfangen:

„Viele Raucher/Ex- Raucher kennen das Gefühl, sobald man auf einem bestimmten Anlass nicht rauchen kann oder darf, nach einer gewissen Zeit, nachdem man dann die Zigarette ausgedrückt hat, sich merklich nervöser zu fühlen beginnt. Stresssymptome treten auf, man ist angespannter. Nach sagen wir vier Stunden ohne eine Zigarette ist es fast

*nicht mehr auszuhalten. Jede noch so einfache Unterhaltung wird erschwert. Jede noch so einfache Tätigkeit wird erschwert und, wenn man dann endlich eine Zigarette rauchen kann, geht es einem besser. Die Nervosität nimmt ab, der Stresslevel beginnt zu sinken und das Wohlbefinden steigert sich. Aber trifft das wirklich zu? Jein... Durch das Rauchen einer Zigarette wird dieses Gefühl der Unsicherheit erst geschaffen. Der Stresspegel, die Angespanntheit, die Nervosität usw. beginnen sich allmählich spürbar zu machen, weil durch das Nikotin, das der Körper rasch abbaut, Entzugserscheinungen hervorrufen werden und somit Panik herrscht. Das heisst konkret: Würde man nicht rauchen, dann gäbe es diese Entzugserscheinungen gar nicht und es fehlt einem an nichts. Es gäbe keinen Grund, sich nach vier Stunden gestresst und angespannt zu fühlen, weil einem schlichtweg nichts fehlt. Aber da man raucht und nach vier Stunden ohne eine Zigarette sprich ohne Nikotin ist, kann man sagen: „Ja, es geht einem besser, wenn man eine geraucht hat." Das Ganze ist eine **Illusion** und diese habe ich begriffen!*

Ich werde im Verlauf meines Buches ein eigenes Kapitel dazu verfassen was ich begriffen habe, aber jetzt ist es noch zu früh. Ich denke, dass, wenn ich gut über 100 Tagen bin, setze ich mich an dieses Thema. Mir ist auch bewusst, dass ich nach einiger Zeit gar nicht mehr genau weiss, was das Aufhören an sich bei mir alles bewirkt hat. Da es einfach *normal* ist.

Ich möchte dies kurz erläutern: Erst wenn ein Mensch etwas nicht mehr hat, so schätzt er dies sehr. Und wenn er etwas hat, dann ist dies für ihn selbstverständlich. Will so viel heissen wie:

- Es wäre normal, eine ganz gewöhnliche Atmung zu haben, bis ganz tief in die Lungen hinein.
- Es wäre normal, dass das Essen einfach köstlich schmeckt.
- Es wäre normal, dass ich konzentrierter, weniger gestresst, gelassener, ausgeglichener bin.

Es wäre normal, dass das Leben einfach genussreicher ist, oder um es nochmals anders auszudrücken: Es würde sehr wahrscheinlich selbstverständlich werden, diese Hochgefühle zu haben. Aber wie ein Lichtschalter, den man ohne grosse Vorbereitungen an- und abknipsen kann oder wie die Heizung, die sich im tiefsten Winter einfach aufdrehen lässt und dann Wärme durch die Wohnung strömt oder wie das Essen, dass man einfach aus dem Kühlschrank holen kann, wenn der Magen knurrt (leider nicht für alle Menschen, was mir sehr leid tut). Genauso, wie diese drei Beispiele, die mir ganz und gar <u>nicht</u> selbstverständlich erscheinen, genauso muss ich auch diese „Hochgefühle" als Privileg sehen und dankbar für meine neuen Erkenntnisse und meine psychischen und physischen Verbesserungen, die durch meine Befreiung von der Drogensucht stattgefunden haben, sein. Ja, Nikotinsucht ist eine Drogensucht.

Um dem Ganzen einen diskussionslosen Stempel aufzudrücken möchte ich noch zuletzt ein weiteres Beispiel nennen: Als ich einen Unfall an meiner rechten Hand hatte und aufgrund dessen ein paar Wochen meine Hand nicht mehr bewegen konnte, lernte ich, meine rechte Hand nach der Genesung richtig zu schätzen. Es freute mich unheimlich, dass ich nicht mehr gehandicapt war. Stellen Sie sich jetzt vor, wie ich ca. 15 Jahre als Raucher stets meiner Sucht hinterher rennen musste. Ich musste mit Husten kämpfen, ich gab quasi einer meiner fünf Sinne her, also den Geschmackssinn und richtete mein Leben nach dem Rauchen aus. Stets diese Gedanken wie, wann darf ich rauchen? Wann muss ich wieder Zigaretten kaufen? Wann muss ich wieder fragen, ob und wo ich rauchen darf? etc. Jetzt, nach 15 Jahren als Raucher, habe ich alle meine gesundheitlichen Fähigkeiten wiedererlangt, die mir durch das Zigarettenrauchen abhanden gekommen waren. Ich habe, wie bei der Geschichte von meiner rechten Hand, das Leben mehr schätzen gelernt! Diese Freude und dieser Stolz werden mich hoffentlich für den Rest meines Lebens begleiten!

14. Warum habe ich aufgehört zu rauchen?!

Eigentlich eine doofe Frage, und doch kommen unzählige nicht vom Rauchen los, also ist es folglich doch eine gute Frage. Ich habe aufgehört wegen der:

- **„Leere"**, die sich einstellt, wenn ich eine gewisse Zeit nicht mehr geraucht habe und die innere Stimme nach einer Zigarette immer lauter wird und mich nicht mehr in Ruhe lässt, bis ich der Sucht nachkomme.
- **Selbstversklavung**. Ständig musste ich mich spät abends wieder aus dem Bett bewegen. Ich musste noch eine rauchen, eine Art „gute Nacht-Zigarette". Mehrmals zeigte sich eine gewisse Angespanntheit, die mich mein ganzes Raucherleben begleitete und ich vielmals den inneren Dialog mit mir führte: Wo kann ich rauchen?/Wann kann ich rauchen?/Wie lange darf ich aus diesem Anlass (Kino, Theater, Besuch bei Familie, Kirche etc.) nicht rauchen?
- **Verachtung der Gesellschaft**: Das Schizophrene an der Sache ist: Obwohl <u>die</u> Gesellschaft mich da reingeritten hat (sehr viele rauchten), raucht inzwischen die Minderheit. Aber statt liebevolles Verständnis für die Raucher, bekommt der Raucher eins auf die Nuss. Verbote, überall! Die Raucher werden diskriminiert, sie werden verachtet. Obwohl <u>diese</u> Menschen, die die Raucher verachten, vielleicht selbst mal geraucht oder in der Familien Menschen haben, die mal rauchten, drücken sie nur noch tiefer in

die Wunde, sodass der arme Raucher, der eh schon weiss, dass das Rauchen „dumm" ist, sich erst recht noch mehr an seinen Zigaretten klammert. Ich bin dafür, dass die Gesellschaft den Raucher über sein Suchtverhalten aufklärt und auch darüber, dass das Rauchen ein übler Zeitvertreib ist, der böse Folgen hat, doch die Verbote bringen meines Erachtens nicht die gewünschte Wirkung. Zwar raucht der Raucher weniger, doch er lässt sich nicht gerne in die Schranken weisen und bleibt als Trotzreaktion umso mehr *gerne* Raucher.

- **Gesundheit**: Seit ich nicht mehr rauche, rieche, schmecke ich alles intensiver. Das Essen schmeckt hervorragend. Nach knapp acht Jahren kann ich auch wieder, und dies bereits nach dem dritten Tag, ganz tief in meine Lungen einatmen, ohne dabei zu husten. Ein wunderbares Gefühl.

- **Lebensfreude/Freiheit:** Wenn die Zeit, in der ich Raucher war (ca. 15 Jahre insgesamt), etwas Gutes hatte, dann ist es ein mir unbekanntes Gefühl, das ich jetzt für den Rest meines Lebens haben werde, das Gefühl noch grösserer Lebensfreude. Ich bin seither selbstsicherer. Ich habe immens mehr Energie. Ich bin ausdauernder, leistungsfähiger, aber das Aller- wichtigste: Ich bin frei!

Illusion: Der jedoch für mich wichtigste Faktor ist, dass das Rauchen einfach nur eine Illusion ist! Ich war abhängig vom Nikotin.

Nicotiana, so die lateinische Bezeichnung für die Gattung der Tabakpflanzen, erzeugen das Nicotin in ihren Wurzeln. Wenn die Pflanze reift, wandert der Stoff in die Blätter und erreicht dort einen Massenanteil von 0,5 bis zu 7,5 %. Das Nicotin dient in den Pflanzenteilen, insbesondere in den Blättern, zur Abwehr von Fressfeinden der Pflanze, sofern der Fressfeind ein Nervensystem mit nicotinischem Acetylcholinrezeptor aufweist. Nicotin und Nicotinoide sind starke Insektizide.

Ich war also abhängig von einem Pflanzenabwehrstoff! Jedoch ist dies nicht die Illusion, die ich meine, dies sind nur die Fakten. Die Illusion ist, dass ich als Raucher die ganze Zeit hinters Licht geführt wurde. Es handelt sich beim Rauchen schlicht um einen billigen, aber sehr effizienten Taschenspielertrick! Aber um diesen zu begreifen und auch zu verstehen, musste ich Allen Carrs „Endlich Nichtraucher"-Buch lesen und Dr. Stefan Frädrichs Nichtraucher-Videos anschauen, aber auch weitere Information über das Rauchen erlangen und entsprechende Recherchen durchführen. Jetzt habe ich erneut von der Illusion geschrieben, später dazu mehr. Der eigentliche Auslöser für meinen gewaltigen Schritt waren meine gesundheitlichen Beschwerden, die schleichend immer sichtbarer zum Vorschein kamen!

15. Tag 43 als Nichtraucher 1.10.2017 (Echtzeit)

Duzende Tage sind vergangen, als ich das letzte Mal von mir etwas berichtet habe. Der Grund liegt für mich auf der Hand. Ich habe kein Bedürfnis gehabt, mich zu äussern, weil ich mein Leben als Nichtraucher einfach geniesse und ich keinerlei Drang verspürt habe, etwas in mein Nichtraucher-Tagebuch zu schreiben. Wenn ich mich daran erinnere, wie ich anfangs, als ich die letzte Zigarette ausdrückte, noch sehr oft, ja sogar stündlich das Bedürfnis verspürte darin zu berichten, so hat sich der Wind jetzt gewendet, und ich bin immer mehr über dem Berg. Ich kann mich nicht mehr erinnern wann ich das letzte Mal an der e-Zigarette gezogen habe. Will heissen, dass mein Alltag sich immer mehr wieder normalisiert hat.

- Das Bedürfnis, wenn ich z. B. an einer Bushaltestelle stehe eine rauchen zu müssen um die Wartezeit zu überbrücken. Ist nicht mehr vorhanden.
- Das eigenartige Gefühl, das mich ein paar Tage nach meinem Rauchstopp während des Kaffeetrinkens eingeholt hat, eine Zigarette rauchen zu müssen oder nach dem Essen aufzustehen und eine rauchen müssen – diese Zwänge empfinde ich nicht mehr.

Ich könnte jetzt noch Dutzende weitere Beispiele nennen, aber ich möchte Sie nicht langweilen oder über etwas berichten, das sie sowieso schon kennen. Das Erfreulichste stiess mir aber vor ein paar Tagen zu, als ich eine Theatervorstellung besuchte, die mehrere Stunden dauerte. Das erste Mal seit vielen Jahren konnte ich einfach sitzen bleiben und die Vorstellung geniessen. Ich habe keinen innerlichen Kampf mit mir austragen müssen, jetzt endlich eine rauchen zu müssen. Keine innere Stimme, die mich ganz wahnsinnig gemacht hätte und mir, rauchen, rauchen, rauchen, rauchen, rauchen, rauchen, rauchen suggerieren wollte. Nein! Das pure Gegenteil war der Fall. Ich konnte mich so gut wie schon lange nicht mehr entspannen und ganz neugierig und offen den Abend geniessen. Doch warum berichte ich heute? Ich hatte eine heftige Diskussion. Es knallte richtig! In mir kam der Gedanke hoch: "Jetzt muss ich an der e-Zigarette ziehen!". Auf halbem Weg zur Schublade, in der sich meine e-Zigarette befindet, machte ich rechtsumkehrt und besann mich darauf, dass es einfach nichts bringen würde. Ich dachte auch kurz an eine „echte" Zigarette. Doch auch hier liess ich den Gedanken weiterziehen. Ich registrierte ihn, aber liess ihn gehen. Es ist immer noch ein altes Muster in mir drin. Mir kam Dr. Stefan Frädrich in den Sinn, als er mit seinem „In 20 Minuten Nichtraucher" YouTube-Video witzig, aber gekonnt klarmachte was ein Raucher mache, wenn ein Problem auf ihn zukommt. Ich kann es nicht erklären, Sie

84

müssen es sehen. Ich fand es sehr amüsant, doch es ist leider wahr. Wenn auf einen Raucher ein Problem zukommt, muss er zunächst eine rauchen, bevor er das <u>Problem</u> in Angriff nimmt.

Tag 48 als Nichtraucher 6.10.2017

Ich traf zum zweiten Mal auf die Eltern von Alexandra, die Nichtraucher sind. Das erste Treffen fand am Tag 14 als Nichtraucher (2.9.2017) statt. In mir kam eine Art Vorfreude zum Vorschein. Jedoch muss ich meine Aussage zurückziehen, dass sie vielleicht nach sechs Stunden gemerkt hätten, dass ich nicht mehr rauche! Warum fällt einem Nichtraucher, der mir nahesteht, gar nicht auf, dass ich nicht mehr rauche? Kann ein Nichtraucher (und jetzt nehme ich es allgemein) wirklich nicht nachvollziehen, wie sich ein Raucher, also ein Drogensüchtiger fühlt?

Wir Raucher rauchen nicht, weil es angeblich so toll ist krebserregende Substanzen zu inhalieren und wir uns dann besser fühlen, nein! Wir Raucher rauchen, weil uns ohne das Nikotin etwas fehlen würde. Dieses Gefühl kennt der Nichtraucher nicht. Ihm fehlt nichts und dies ist der entscheidende Unterschied. In genau solchen Momenten, hätte ich mir nicht mal vor so langer Zeit eine Kippe in den Mund gesteckt und mich getröstet. Da ich nun weiss, dass <u>die Zigarette</u> dieses Gefühl wonach mir etwas fehlt, immer wieder aufs Neue auslöst, brauche ich eine neue Strategie, die ich in sol-

chen Momenten anwenden kann. Zusammenge-
fasst bin ich überrascht, aber auch neugierig auf
weitere Treffen mit Familienmitgliedern, Freunden
und Bekannten.

Tag 55 als Nichtraucher 13.10.2017

Vor etwa drei Wochen haben wir, Alexandra
und ich, eine Einladung ausgesprochen und heute
war es so weit: Ein Ex-Raucher kam zu Besuch –
Andreas. Seine Anwesenheit war nicht von langer
Dauer ca. drei Stunden. Wir tranken einen kleinen
Apero, nahmen ein Abendmahl ein und genehmigten uns ein Dessert, natürlich war alles selbst gemacht. Obwohl er einst geraucht hatte, war seine
Beobachtungsgabe, oder aber die Zeit nicht ausrei-
chend, dass er bemerkt hätte, dass ich nicht mehr
rauche. Ok, ich muss zugeben, erstens sehen wir
uns nicht oft und die Zeit war sehr begrenzt, um es
überhaupt zu bemerken und Zweitens, es liegt ungefähr 25 Jahre zurück, dass er mit dem Rauchen
aufgehört hat. Alles Gründe, die zu seinen Gunsten
sprechen. Dennoch bin ich ehrlich gesagt überrascht, dass er es nicht bemerkt hat.

Tag 56 als Nichtraucher 14.10.2017

Heute traf ich auf meine Mutter, sie ist nach
wie vor eine Raucherin. Sie hatte auch schon meh-

rere Jahre mit dem Rauchen aufgehört, ist aber wieder rückfällig geworden. Ich griff ihr und ihrem Freund ein wenig unter die Arme, wie man es so schön sagt. Irgendwie war es ein spezieller Tag in meinem Nichtraucherdasein, denn als ich sie das letzte Mal traf, rauchte ich wie ein Verrückter (ca. zwei Schachteln an diesem Tag), bis ich dann am Abend die letzte Zigarette ausdrückte. Heute aber keine einzige Zigarette. Schon am frühen Morgen in ihrem Auto sprach mich meine Mutter darauf an, dass sie vernommen hatte, dass ich nicht mehr rauche.

(Ich kursiv geschrieben)
Stimmt das?
Ja ☺
Sehr gut.
Möchtest du auch mitziehen?
Irgendwann schon, aber nicht heute oder morgen.
Ja ja, das ist die Antwort, die ein Raucher gibt (ich erwiderte diesen Satz mit einem verschmitzten lächeln).
Wie hast du aufgehört?
Mit der Allen Carr-Methode.
Was ist das für eine Methode?
Für mich: Eine der besten.
Der Dialog ging noch ein wenig weiter und ich bemerkte, dass ein Raucher sehr rasch mitbekommt, dass ich nicht mehr rauche. Ja, meine Mutter hat es vernommen. Ich bin dennoch davon überzeugt, dass es nicht lange gedauert hätte und sie mir die Frage nach dem Nichtrauchen gestellt hätte.

Da bin ich mir sicher. Ihr Freund, auch mal Raucher, hat im ganzen Tagesverlauf keine Bemerkung gemacht bezüglich meines Erfolgs. Hat er es nicht gemerkt oder hat es ihn schlichtweg nicht interessiert? Ich weiss es nicht.

16. Tag 58 als Nichtraucher 16.10.2017

Ich habe jetzt schon lange nicht mehr an meiner e-Zigarette gezogen, um genauer zu sein, weiss ich gar nicht mehr, wann ich daran zuletzt gezogen habe. Ich denke gar nicht daran und dies ist der Unterschied zwischen einer Sucht und einer Gewohnheit. Während ich insgesamt 15 Jahre lang durchschnittlich ein bis zwei Packungen Zigaretten täglich in mich hineingequalmt habe, vergesse ich jetzt sogar, dass ich alle paar Tage an meiner e-Zigarette gezogen habe. Nikotin und all die tausende Zusatzgiftstoffe machen süchtig – die nikotinfreie e-Zigarette nicht.

17. Die e-Zigarette

Die elektrische Zigarette, auch e-Zigarette oder elektronische Zigarette genannt, ist ein Gerät, das durch eine elektrisch beheizte Wendel eine Flüssigkeit, das so genannte Liquid, zum Verdampfen bringt. Der entstehende Nassdampf wird vom Konsumenten inhaliert oder gepafft. Im Unterschied zur Zigarette findet kein Verbrennungsprozess statt. Ich denke, dass diese e-Zigarette vielen Rauchern beim Aufhören eine helfende Hand sein kann. Ich denke aber auch, dass es wenig Sinn macht, anstatt einer richtigen Zigarette (damit meine ich den stinkenden, krebserregenden Glimmstängel) jetzt auf die e-Zigarette zu wechseln und auf diese Art einfach den ganzen Tag weiterzudampfen. Mit „den ganzen Tag dampfen" meine ich wahrhaftig den ganzen Tag. Ich halte es für ein wenig problematisch, denn: Bei einer herkömmlichen Zigarette zieht man so um die 20-mal dran und wirft sie dann weg. Am besten wirft man sie in einen öffentlichen Abfalleimer und nicht einfach auf die Eisenbahngleise, den Trottoiren etc. Dies ist aber ein anderes Thema. Hingegen ist bei der e-Zigarette nicht ganz klar, wann man sie wieder einsteckt, da man gut weit über 20-mal daran ziehen kann. Wann legt man sie weg, wenn das Liquid leer ist, oder zählt man innerlich die Züge, die man macht? Ich weiss es nicht, ich denke aber, dass dies dann gar nicht so klar zu scheinen mag und man dann wirklich „den ganzen Tag" dampft.

Meine Erfahrung hat mir gezeigt, dass der Nikotinentzug schnell vorbei ist (nach spätestens drei Wochen sind laut Studien 99 Prozent des Nikotins aus dem Körper heraus). Doch der psychische Entzug kann oder könnte ewig andauern. Dies möchte ich nochmals genauer erläutern: Als ich ca. fünf Jahre das Rauchen *aufgegeben* hatte, ging es mir ein paar Monate sehr schlecht. Ich musste oftmals grosse Disziplin und Selbstbeherrschung aufweisen, bis ich die Entwöhnungszeit überstanden hatte. Ich habe damals keinen *Ersatz* in irgendeiner Form benötigt, doch habe ich einen eisernen Willen gehabt, bis ich dann nach langer Zeit endlich kein Bedürfnis nach einer Zigarette mehr hatte. Ich bin überzeugt, dass, wenn ich damals eine e-Zigarette gehabt hätte und ich an dieser täglich genau so viel gezogen hätte wie an der Zigarette, meine psychische Abhängigkeit noch sehr lang weiter bestanden hätte und ein Rückfall, denke ich, wäre nicht ausgeschlossen gewesen. Ich möchte damit sagen, dass ich die nikotinfreie e-Zigarette als temporären *Ersatz* begrüsse, aber dass man schlussendlich auch von dieser die Finger weglassen sollte, denn: Welchen Nutzen hat es für den Konsumenten, wenn er anstatt herkömmlicher Zigarette, die er täglich rauchen muss, um überhaupt ein Tag zu überstehen, jetzt als Folge eine e-Zigarette mit einem Liquid, das Nikotin enthält, konsumiert? Abgesehen vom Schädlichkeitsgrad keinen! Es wäre einfach eine andere Art der Sucht. Interessanterweise schauen die meisten Menschen auf ihr Budget: Wir wählen eine günstige, aber gute Krankenkasse aus. Wir entscheiden uns für ein günstiges, aber dennoch leistungsfähiges Kabelnetz. Wir schauen vermehrt auf unsere Ernährung – was kommt woher. Bei den Zigaretten jedoch, da resignieren wir. Es ist uns scheinbar egal, was da alles in dem kleinen Papierzauberstab drin ist. Abgesehen vom Nikotin (das in der Tabakpflanze enthalten ist) enthält die Zigarette aber Tausende giftiger Zusatzstoffe, die hineingemixt werden. Zugegeben, in der e-Zigarette sind

90

diese giftigen Zusatzstoffe noch nicht enthalten, jedoch wird durch die Beimischung des Nikotins die <u>Sucht</u> fortgeführt und dies führt wiederum dazu, dass wir Unmengen an Geld investieren, um unser Bedürfnis zu befriedigen, auch wenn die e-Zigaretten preiswerter sind als die Zigaretten. Waren die Zigaretten nicht auch vor nicht allzu langer Zeit sehr preiswert? Mir persönlich ist schon klar, dass wir in der heutigen Zeit so manchen manipulativen Werbungen ausgesetzt sind, die dazu da sind, den Konsumenten zu verleiten. Damit wir Dinge besitzen, die wir gar nicht brauchen, jedoch werden die Spielregeln einigermassen eingehalten. Das Nikotin ist ein stark süchtig machendes Nervengift, das den Konsumenten an der Stange hält und das Gefühl erhält, dass er dies braucht. Doch war das „Brauchen" schon immer so? Fragen Sie sich das doch einmal selbst.

18. Tag 61 als Nichtraucher 19.10.2017

Ich machte an diesem Tag eine erfreuliche Entdeckung. Ein Ex-Raucher, mein Vater, hat von sich aus bemerkt, dass ich nicht mehr rauche. Ich habe ihn das letzte Mal vor fünf Monaten getroffen. Umso erstaunlicher war es für mich, dass er es dennoch bemerkt und mich sogar darauf angesprochen hat. Mein Vater hat vor etwa 26 Jahren mit dem Rauchen aufgehört, aber dennoch realisiert, dass ich nicht mehr rauche. Meine Anwesenheit betrug in etwa vier Stunden, aber drauf angesprochen hat er mich nach etwa zwei Stunden! Es kommt wahrscheinlich auf die Beobachtungsgaben der Menschen an und natürlich auch, ob einen im Leben etwas interessiert oder nicht. Ein Mensch, der sich für das Rauchen noch nie in seinem Leben interessiert hat und aus diesem Grund auch nie geraucht hat, der kann vielleicht gar nicht erkennen, dass der geliebte Mensch aus seinem Umfeld zum Nichtraucher geworden ist? Ich habe Respekt vor der Tatsache, dass sich diese Menschen nicht von der Tabakindustrie und auch nicht von der Gesellschaft manipulieren liessen und dadurch nie zum Rauchen verführt worden sind, aber es stimmt mich zugleich nachdenklich. Würden sich mehr Menschen, die Raucher inklusive, damit auseinandersetzen, wie gefährlich diese *Droge* ist die sie hochgradig süchtig macht und zur meist lebenslangen Sklaverei führt, dann könnten vielmehr Raucher von ihrer Sucht befreit werden. Es könnten aber Millionen Leben gerettet werden! Ein Beispiel: Stellen Sie sich einen Teenager vor, der gerade an seiner Zigarette zieht. Jetzt machen wir einen Zeitsprung in die Zukunft. Sie sehen einem vielleicht 79-jährigen Menschen zu, wie er an seiner Zigarette zieht. Stellen Sie sich vor, dass der Teenager sehr wahrscheinlich lebenslang an der Zigarette gezogen haben wird, Stunde um Stunde, Tag für Tag. Bis er im hohen Alter einem natürlichen Tod sterben wird oder ihn aber die Folgen des Rauchens heimgesucht haben. Die Vorstellung, dass einst der Teenager der Sucht des Rauchens verfallen war, stimmt mich persönlich sehr traurig und nachdenklich.

Diese Person war ihr ganzes Leben lang abhängig von diesem Teufelskraut und ist nie mehr davon losgekommen und wurde somit ihr ganzes Leben lang versklavt. Wären die Menschen besser über das Rauchen informiert, ich meine nicht, dass es nicht gesund ist, dass weiss die Westliche Gesellschaft mittlerweile, ich meine, dass es tödlich ist und mehr Menschen in den Tod gerissen hat, als man sich das vorstellen kann und noch mehr in den Tod reissen wird – dann würde vielleicht dieser Albtraum ein Ende finden. Entgleist irgendwo auf der Welt ein Zug oder stürzt irgendwo auf der Welt ein Flugzeug ab und reisst unzählige Menschen in den Tod – schrecklich! Die Medien würden berichten. Doch täglich sterben in etwa statistisch gesehen 14'000 Menschen an den Folgen des Tabakkonsums. Täglich! Davon berichten die Medien nicht. Es wird so hingenommen und öffentlich nicht gross darüber berichtet. Es wird die Ansicht vertreten, dass jeder Erwachsene sich des Risikos bewusst sei und es eigenmächtig in Kauf nehme. Doch ist dies wahrhaftig so? Kann ein 13-Jähriger denn schon so weit vorausdenken und sich im Klaren sein, was er anrichten kann, wenn er mit dem Rauchen anfängt? Mir ist durchaus bewusst, dass es diverse Organisationen gibt, die dem Rauchen den Kampf angesagt haben (und zwar schon seit langer Zeit). Die Anzahl der Raucher ist zurückgegangen, jedoch stagniert sie seit einiger Zeit. Würden mehr Menschen die Stimme erheben und würde genau dieses Thema überall öffentlich gemacht werden, dann denke ich, würden massive Änderungen stattfinden. Jedoch ist das Thema Rauchen nicht das einzige auf der Welt. Kein Tier auf der ganzen Welt braucht Alkohol oder andere Drogen. Kein Tier auf der Welt raucht (ausser, es werden schreckliche Tierversuche durchgeführt). Warum in Gottes Namen sollte dies der Mensch benötigen? Wir wissen gar nicht, wie paradox das Rauchen ist oder warum man etwas macht und auch noch behauptet es zu geniessen, dass einen mit nicht geringer Wahrscheinlichkeit tötet, aber dennoch sich der Gefahr aussetzt. Raucher rauchen nicht aus <u>den</u> Gründen, sondern aus anderen! Und <u>diese</u> Gründe müssten öffentlich gemacht werden!

Ich bin jetzt sehr abgeschweift von meinem Rauchertagebuch. Ich möchte zu meinem erfreulichen Tag zurückkehren und mit folgenden abschliessenden Worten den Tag beenden: Ich habe für mich selbst diesen rauchfreien Weg eingeschlagen und auch wenn viele es gar nicht bemerken, dass ich etwas so Grossartiges erreicht habe, das für mich mit fast nichts aufzuwiegen wäre, so kann ich akzeptieren, dass es anscheinend für jemanden, den es nicht betrifft, keine grosse Bedeutung hat, ob jemand raucht oder nicht. Jeder Mensch hat seinen eignen Lebensrucksack zu tragen. Das Thema Rauchen ist -weiss Gott nicht das einzige auf der Welt!

Tag 63 als Nichtraucher 21.10.2017

Heute habe ich an meiner e-Zigarette gezogen.
Ich habe mir vor dem Spiegel dabei zugesehen, wie
ich Dampf aus meinem Mund blase. sieben Züge
und dann habe ich sie wieder zurück in die Schublade gelegt. Ich bin sehr froh, dass ich nicht mehr
an diesen stinkenden Zigaretten ziehen muss.

Ich beobachte sehr viel, seit ich nicht mehr rauche. Ich sehe, wie sie am Bahnhof rauchen. Erst
gerade kürzlich habe ich folgendes beobachtet: Ich
wartete auf die Bahn und blickte ein wenig um
mich herum. Es sammelten sich immer mehr Menschen an, wie es an Bahnhöfen meist üblich ist, als
spontan eine Durchsage über die Lautsprecher er-
tönte und verkündete, dass die Bahn eine Verspä-
tung von 10 Minuten hat, beobachtete ich, wie ein
Mann (etwa um die 35 Jahre) eine Zigarette hervornahm, diese anzündete und dann hastig inhalier-
te. Zugleich stellte ich fest, dass auch andere War-
tende dem Mann Folge leisteten und sich auch „eine" anzündeten. Ich möchte mich nicht darüber
lustig machen, vielleicht ein wenig schmunzeln,
doch genau das Gleiche hätte ich vor ein paar Wochen auch noch gemacht. Ich hätte mir auch „eine"
angezündet, weil mir der Stress zu gross wurde und
ich mich somit beruhigen wollte, aber auch um die
Wartezeit so zu vertreiben. Oder sollte ich besser
sagen, die Entzugserscheinungen zu lindern? Jedenfalls muss ich mir diese Sklaverei nicht mehr antun
– und dafür bin ich sehr dankbar, stolz und froh.

Ich habe seit ein paar Tagen Allen Carrs Buch „Für immer Nichtraucher" zu Ende gelesen. Ich kann es nur wärmstens weiterempfehlen! Mir half und hilft es auch jetzt noch, erfolgreich und verstärkter auf meinem Kurs „Freiheit und neues Leben als glücklicher Nichtraucher" zu bleiben.

19. Wieso schreibe ich dieses Buch?

Wieso schreibe ich dieses Buch?

Wenn es anscheinend für mich so einfach gewesen ist, mich von der Zigarette zu verabschieden? Man könnte annehmen, dass es ein wenig widersprüchlich ist, auf der einen Seite behaupte ich, dass es für mich einfach gewesen sei und auf der anderen Seite schreibe ich ein ganzes Buch, sprich habe mich ein Jahr lang fast täglich mit diversen Gedanken auseinandergesetzt, die mit dem Rauchen zu tun haben und diese wiederum in meinem Tagebuch festgehalten.

Wie erwähnt, angefangen hat es bei mir mit YouTube-Videos, danach mit dem Buch „Endlich Nichtraucher" von Allen Carr. Ich habe während des Lesens immer weniger Lust auf Zigaretten bekommen (dennoch mehr geraucht, weil ich süchtig war und ich den „scheinbaren Genuss" richtig wahrnehmen wollte). Mir wurde immer mehr bewusst, dass ich im Kindesalter, also mit 13 Jahren, mit dem Rauchen angefangen habe. Ich wiederhole,

13 Jahren! Wie auch schon erwähnt, habe ich nach ca. sieben Jahren zum ersten Mal das Rauchen längerfristig *aufgegeben*. Doch ich benötigte einen enormen Willen, diesen Weg zu beschreiten. Ich fokussierte mich auf die Gesundheitsschiene (Rauchen stinkt, Rauchen verursacht Krebs, Rauchen macht krank etc.), was auch alles zutrifft, doch jeder Raucher weiss von diesen schlimmen Folgen, doch sie bewirken leider nicht, dass sie aufhören. Jedenfalls habe <u>ich</u> so damals das Rauchen *aufgegeben*. Doch warum schreibe ich jetzt dieses Buch? Als mir definitiv zu 100 % klar wurde, dass ich mit dem Rauchen in absehbarer Zeit Schluss machen werde, habe ich mir vorgenommen die Entzugssymptome, aber auch die psychische Entwöhnung schriftlich festzuhalten. Ich möchte so mir selbst, aber auch für Menschen, die mein Buch lesen, zeigen wie es bei mir war, welche Emotionen ich durchlebt habe. Es geht mir in erster Linie nicht mal um mich selbst, denn ich bin befreit! Es geht mir um <u>Sie</u>. Ich erhoffe mir, dass wenn Sie mein Buch lesen, Ihre Angst vor dem unbekannten weggenommen werden kann und Sie dadurch erkennen, dass es erstens machbar ist, mit dem Rauchen aufzuhören und zweitens, dass Sie erkennen, dass der Weg nicht schwer sein muss, dass es auch Spass machen kann, sich vom Rauchen zu befreien. Mein Buch könnte einen zusätzlichen Pfad im Wald darstellen, will so viel heissen: Falls Sie aus irgendeinem Grund in Erwägung ziehen, mit dem Rauchen aufzuhören, Sie aber weiche Knie bekommen, da Sie nicht genau wissen, was auf Sie zukommen

könnte (Es werden von der Gesellschaft Geschichten aufgetischt, die erzählen, dass wenn man das Rauchen *aufgeben* möchte, die schlimmste Zeit Ihres Lebens bevorstehen würde. Sie würden dick und fett werden, Sie bräuchten unbedingt Nikotinersatzpräparate, Sie würden leiden wie ein Tier, das ohne sein Winterfell durch die kalte Jahreszeit stapfen müsste, Sie würden auf etwas „Grosses" verzichten müssen etc.), dann könnte Ihnen mein Buch eine Hilfestellung sein. Wenn Sie dann erkannt haben, aber auch neugierig geworden sind, <u>wie</u> das mit dem Rauchen aufzuhören gehen könnte, dann empfehle ich Ihnen Allen Carrs „Endlich Nichtraucher" Buch. Denn Sie müssen nicht alles glauben, was Ihnen die Gesellschaft über das Rauchen weismachen will. Das Einzige, was Sie wirklich machen müssen, ist einmal tief in sich hineinzuhorchen und in sich zu gehen. Wenn Sie wirklich begriffen haben, warum Sie sich ständig wieder eine Zigarette anzünden, obwohl eine nicht leise Stimme Ihnen ständig mitteilt, dass Sie dies unterlassen sollten, dann wird es ein ganz einfacher Weg sein, mit dem Rauchen *aufzuhören*. Dann kann es Ihnen wie mir ergehen und Sie werden frei sein, ohne *Verzicht*, ohne Leiden. Sie würden sich noch so gerne von den ekligen Zigaretten trennen. Aber immer einen Fuss vor den anderen setzen.

Selbstverständlich ist es mir durchaus bewusst, dass die Abgewöhnungszeit nicht bei allen Menschen gleich ist, ja, nicht mal bei mir selbst. Als ich für ca. fünf Jahre mit dem Rauchen aufgehört habe, war es für mich ein täglicher Kampf, zumindest anfangs ein paar Wochen lang. Ich kann aber durchaus sagen, dass ich nach ein paar Monaten gemerkt habe, dass der Kampf so langsam vorbei ist und ich es geschafft habe. Doch wie sich herausgestellt hat, habe ich den Mechanismus des Rauchens damals nicht erfasst und durchschaut, so erlag ich der *Illusion*. Doch welcher Mensch steigt (bspw.) absichtlich in ein Bahnabteil mit lauter Grippepatienten und nimmt die Wahrscheinlichkeit in Kauf, zu etwa 50% krank zu werden und zu 25% an den Folgen des Virus zu sterben? Genauso verhält es sich mit dem Rauchen. *Geniesse* ich es wirklich den krebserregenden Rauch zu inhalieren? Kann es eher daran liegen, dass wir an leichten Entzugserscheinungen leiden, die durch die letzte Zigarette ausgelöst wurden und wir deshalb meinen, es zu *geniessen*, da wir einfach unseren Nikotinpegel wieder nach oben schrauben müssen und es uns somit „besser" geht? Ich schweife ab und wiederhole mich. Ich möchte mit diesem Buch etwas festhalten, das ich nie mehr erleben möchte!

Als ich damals aufgehört habe zu rauchen, kann ich mich nicht mehr genau erinnern, wie es für mich war. Ich habe das Rauchen bezwungen. Basta! Ich kann mich zwar noch gut erinnern, dass es für mich ein Kampf war, eine echte Herausforderung, das Rauchen zu beenden, aber wie es mir genau ergangen ist mit den Entzugssymptomen, mit dem nachträglichen Verlangen nach einer Zigarette, mit den Gedankenverknüpfungen, die ich jahrelang hatte (Kaffee-Zigarette-Warten-Zigarette-Langeweile-Zigarette-Stress-Zigarette etc.), das weiss ich leider nicht mehr. Auch wenn ich heute einen Raucher frage, der schon mal aufgehört, aber wieder angefangen hat. Egal wenn ich einen Ex-Raucher dazu befrage, wie es ihm in der Entwöhnungszeit erging und wie für ihn der Entzug war, dann kommen Antworten wie „Ich kann mich nicht mehr daran erinnern" oder „Es ging so ein bis zwei Wochen". Wenn ich Genaueres erfahren möchte oder auch nachhake, dann kommt keine Antwort. Ich spreche von einer ganz detaillierten Antwort, einer Geschichte. Einer Geschichte, in der Sie erfahren, wie lange der Entzug gehen könnte, oder aber auch, wie es sein könnte, sich zu entscheiden, dass gerade diese Zigarette die letzte ist. Wenn Gedankenspiele auftauchen würden wie zum Beispiel:

- „Morgen hör ich auf, nur nicht heute."
- „Wie würde der erste Tag als Nichtraucher werden?"
- „Auf was müsste man sich einstellen?"
- „Wie lange könnte der Weg sein, bis wieder Normalität einkehrt?"
- „Wird es so unvorstellbar schwer mit dem Rauchen aufzuhören?"
- „Brauche ich Ersatzprodukte jeglicher Art?"
- „Werde ich zunehmen?"

- „Ab welchem Zeitpunkt werde ich erkennen, dass ich frei bin? Dass ich es geschafft habe" etc.

Genau diese Situationen möchte ich festhalten. Genau deshalb beschäftige ich mich viele Monate mit dem Thema Rauchen. Ich möchte, dass Sie eine Vorahnung bekommen, wie es sein könnte, wenn sie sich von den Zigaretten trennen würden. Ich sage immer: Besser mit einer verschwommenen Brille in den Wald, als mit gar keiner Brille. Auf mein Buch bezogen könnte das heissen: Mir ist durchaus bewusst, dass das Denken jeglicher Art – wie auch die Wahrnehmung, Erlebnisse – rein subjektiv ist, doch objektiv betrachtet würden Sie mir sicherlich zustimmen, dass das Rauchen nicht Gesund ist und Sie sich vielleicht wie ich damals und wie die meisten Raucher sich wünschen würden:" *Wenn es doch nur einen Knopf gäbe, den man drücken müsste, um vor meine allererste Zigarette zurückzugelangen.*" Ich denke, dass die meisten Raucher mit dem heutigen Wissen über das Rauchen den Knopf drücken würden, wenn es ihn gäbe. Doch an Stelle des leider nicht vorhandenen Knopfes, soll stattdessen mein Buch helfen und unterstützende Gedanken liefern. Zu guter Letzt schreibe ich auch mein Buch, um mir persönlich einen Stempel zu lassen. Da ich meinen Weg alleine gehe und niemand mir sprichwörtlich das Händchen hält, so muss ich mir selbst den Schulterklopfer verabreichen. Ich habe etwas Grossartiges erreicht und das Nikotinmons-

ter besiegt. Mir ist es gelungen, hinter den Raucher-
vorhang zu blicken. Mir ist es gelungen, Unglaubliches zu erreichen und zu fühlen.

Manche Nichtraucher predigen einem Raucher,
dass, wenn sie rauchen würden, ganz einfach aufhören könnten und sie können nicht verstehen,
warum ein Raucher ein Produkt benötigt, das ganz
klar nicht gesund ist. Ich habe das wahre Gesicht
der Zigarette gesehen. Hoffentlich gelingt es Ihnen
auch, Ihren persönlichen Blickwinkel gegenüber
den Zigaretten zu hinterfragen und in eine andere
Richtung zu lenken!

Ich habe, als ich meine Lehre erfolgreich abgeschlossen habe, Gratulationen und Glückwünsche
erhalten. Die Korken haben geknallt, um es anders
zu formulieren. Als ich meine Scooterfahrprüfung
erfolgreich bestanden habe, wurden mir auch die
Hände geschüttelt, als ich noch ein Teenager war.
Aber jetzt, jetzt habe ich etwas viel Grossartigeres
erreicht, ich habe mich von den scheinbar fast un-
lösbaren Fesseln befreit und keinen interessiert es
so wirklich. Keiner bemerkt es so richtig. Hier
müssten die Korken knallen. Natürlich hätte ich
auch, als ich in Erwägung gezogen habe, mit dem
Rauchen Schluss zu machen, mein ganzes Umfeld
davon informieren können. Doch ich habe mich
für „meine Methode" entschieden. Ich wollte nie-
manden darüber informieren, dass ich diesen Plan
verfolge. Doch darf ich auch nicht vergessen und
ausser Acht lassen, dass jeder Mensch mit seinem
eigenen Leben genug um die Ohren hat. Vermut-

lich wären die positiven Zusprüche anders ausgefallen, wenn ich von Anfang an alle meine Mitmenschen aus meinem engeren Kreis darüber in Kenntnis gesetzt hätte, dass ich mich vom Rauchen befreien werde. Aber das wäre nicht ich. Schliesslich ist dieser Weg ja ziemlich unterhaltsam und wie ich denke, auch lehrreich, sodass auch Sie sich darauf einstellen können, dass es nicht alle Menschen auf Anhieb bemerken, dass Sie nicht mehr rauchen (Falls Sie es in Erwägung ziehen, sich vom Rauchen zu befreien). In diesem Sinne möchte ich mit Ihnen aus meinem persönlichen Buch Kraft tanken und mir selbst verdeutlichen, wie grossartig und wunderbar es doch ist, nicht mehr von diesem Kraut abhängig zu sein. Hoffentlich ist es Ihnen so möglich, Ihre Gedanken zu sortieren.

20. Tag 71 als Nichtraucher 29.10.2017

Am Tag 63 habe ich an meiner e-Zigarette gezogen, das sind jetzt ein paar Tage her. Als ich noch in der Anfangszeit meiner Raucherentwöhnungstage war und ich mir am Tag neun eine e-Zigarette gekauft habe, zog ich bald darauf ca. alle fünf Tage an diesem Ding. Nicht den ganzen Tag, ich hatte sie auch nie auswärts mit dabei, ich genehmigte mir einfach ein paar Züge. Ich liess es auch nie zur *Gewohnheit* werden, dass ich, sagen wir immer abends an diesem Ding gezogen hätte. Was ich damit mitteilen möchte, ist: Es ist für mich nach über zwei Monaten rauchfrei gar nicht mehr notwendig, überhaupt an diesem Ding zu ziehen. Wie ich bereits in einem vorangegangenen Kapitel erklärt habe, habe ich die nikotinfreie e-Zigarette nur als meinen kleinen *Ersatz*, falls mich alte Muster heimsuchen würden, benötigt oder als einfacheres Sprungbrett von der Gewohnheit (15-20 Zigaretten à 20-mal am Tag), einen Lungenzug zu genehmigen. Gäbe es diese e-Zigarette nicht, hätte es mir nichts ausgemacht, aber warum etwas kompliziert machen, wenn es doch auch anders geht. Jedenfalls möchte ich an dieser Stelle klarmachen, dass der Gedanke gar nicht mehr aufkommt, dass ich „rauchen" oder „dampfen" sollte.

Sobald irgendeine schwierige Lebenssituation auf mich zukommt, in der ich vor nicht allzu langer Zeit an der Zigarette gezogen hätte, dann gehe ich jetzt an die Situation mit Nachdenken, Analysieren und Lösen heran. Ich habe immer in unvorhersehbaren Situationen an der Zigarette gezogen oder besser formuliert: Ich habe meinen kleinen Freund gebraucht. Ohne ihn konnte ich nicht. Oftmals habe ich ganz bewusst die Zeit eingeplant, bspw. 10 Minuten früher auf dem Bahnsteig zu sein, um noch eine Zigarette rauchen zu können, *oder:* Wenn in irgendeiner Form ein Problem ankam, da war mein erster „Lösungsversuch" die Zigarette. Eigentlich unfassbar, wenn ich daran denke, dass die Zigarette eigentlich nur meine Entzugssymptome beseitigt und nicht meine Probleme gelöst hat. Ich habe aber das Gefühl bekommen, dass mir die Zigarette geholfen hat. Halt eben eine Illusion! Ich brauche keine Zigaretten mehr, körperlich brauchte ich sie schon nach ca. zwei bis drei Tagen nicht mehr und seelisch sogar bevor ich meine letzte Zigarette ausgedrückt hatte, nicht mehr, da ich zu 99% wusste, dass es nur diese Entscheidung für mich geben kann. Aber die psychischen Muster waren schon noch vorhanden, darum sage ich auch Raucherentwöhnungsphase.

Tag 80 als Nichtraucher 8.11.2017

Jeden Morgen lese ich in Allen Carr`s Nichtrauchertagebuch die Seite des heutigen Tages und am Abend ist das Letzte was ich mache, bevor ich schlafen gehe, einen Strich an meiner Nichtraucherwand zu ziehen. Ich denke, dass ich es dann bei meinem 100. Tag belassen werde. Ich lese aber nach wie vor im Tagebuch von Allen Carr und zwar 365 Tage lang. Heute an meinem 80. Tag werde ich damit zusätzlich daran erinnert, dass ich 80 Tage ohne Zigarette verbracht habe.

Meine Jahre als Raucher und jetzt als Nichtraucher, kann ich am besten so erklären: Während meiner Rauchertage konnte ich mir ein Leben ohne Zigaretten unmöglich vorstellen. Jetzt, wo die Zeit verstrichen ist, kommt es mir ohne Zigaretten ganz normal vor. Es ist in etwa so, als hätte ich jahrelang in derselben Wohnung gelebt – ich kann mir unmöglich vorstellen, umzuziehen und wenn dann der Tag gekommen ist und ich einen Wohnungswechsel vollzogen habe, dann würde ich mich einleben und nach ein paar Wochen käme es mir (wie jetzt beim Rauchen) so vor, als ob ich schon seit eh und je da gewohnt hätte. Für mich ist es so faszinierend, dass ich die Emotionen leben darf, von denen Allen Carr in seinem Buch „Endlich Nichtraucher" gesprochen hatte, ich aber als Raucher nicht ganz glauben wollte. Wie sollte ich auch, ich konnte mich innerlich nur öffnen und Allen Carr mein Vertrauen entgegen bringen. Als ich dann, wie anfangs erwähnt, mich mit dem Buch dem Ende näherte, spürte ich bereits schon meine Freiheit. Ich war demzufolge schon Nichtraucher oder Ex-Raucher, noch bevor ich meine allerletzte Zigarette geraucht und ausgedrückt hatte!

Tag 92 als Nichtraucher 19.11.2017

Noch acht Tage, bis ich meine Zigarillo paffe. Ich habe weder eine Vorfreude noch sucht mich in irgendeiner Form eine Angst heim. Ich sehe es als Experiment. Ein Versuch, den ich mir schon am Anfang vorgenommen habe und zwar nach 100 Tagen eine Zigarillo zu paffen. Ich bin aufgeregt, aber nicht in der Form, dass ich mich freue wieder eine anzuzünden, eher auf die Nachwirkung und damit meine ich, ob sich eine Suchtsymptomatik bei mir entwickelt. Das Nikotin kann auch über die Haut aufgenommen werden und daher gehe ich äusserst behutsam mit meinem Vorhaben um. Ich stelle mir die Fragen:

- Kann ich tatsächlich ab und zu eine Zigarillo paffen (alle paar Monate, z. B. an besonderen Ereignissen)?
- Werde ich periodisch eine e-Zigarette dampfen, oder lasse ich auch diese weg?
- Wie ist der Geschmack?
- Wie ist es mit dem Ritual, nach so vielen Tagen kein Feuerzeug mehr geklickt zu haben?

21. Tag 97 als Nichtraucher 24.11.2017

Eigentlich habe ich mir vorgenommen, erst wieder am Tag 100 in mein Tagebuch zu schreiben, aber wie es so ist, biegt das Leben manchmal an unvorhersehbaren Wegen ab und diese Momente möchte ich mit Ihnen teilen.

Ich wurde heute zum Essen bei meinem Bruder Dave eingeladen, mit Anhang, versteht sich. Meine beiden Schwestern (mit Anhang) und die Partnerin meines Bruders waren an diesem Abend anwesend. Ziemlich am Anfang des Abends, als wir alle zu Tisch waren, konfrontierte mich meine Schwester mit der Frage, ob ich mit dem Rauchen aufgehört habe (sie hat es vermutlich von unserer Mutter gehört). Ich erwiderte mit einem klaren Ja und erkundigte mich, wer es ihr mitgeteilt habe. Sie erfuhr es von unserer Mutter. Jedenfalls wurde es ab jetzt spannend, denn, die eine Schwester, Dora, aber auch die Partnerin meines Bruders Aline haben vor nicht allzu langer Zeit mit der Qualmerei aufgehört.

Gespräch zwischen mir, Dora und Aline. (*Ich kursiv geschrieben*)

Dora: „Vermisst du das Rauchen nicht?"
„Nein."
Dora: „Wie hast du aufgehört?"
„Mit einer speziellen Methode."
Aline: „Was für eine Methode denn?"
„Mit einer Methode, mit der du im Gegensatz zu anderen Methoden nicht nach der letzten gerauchten Zigarette vor einem riesigen Berg stehst und du diesen mühsam und mit Willenskraft bezwingen musst, sondern dass du vor einem flachen Feld stehst mit Blumen, Sonnenschein und Freude etc., denn die ganze Materie übers Rauchen wurde mir, bevor ich die letzte Zigarette ausgedrückt habe, erläutert, sodass ich ohne Anstrengung mich vom Rauchen lösen und zwar gerne lösen mochte."

Beide schauten mich verwirrt an und gaben mir mit ihren Blicken das Gefühl, dass ich überheblich wirke und ein wenig arrogant. Was vermutlich, wenn auch unbewusst, zutraf.

Dora: „Hast du denn gar keine Lust mehr zu rauchen?"
„Nein, Ich freue mich eher, dass ich nicht mehr tagtäglich rauchen muss!"

108

Aline: „Aber ich habe immer gerne geraucht! Ich habe mit Tabletten aufgehört, die mir quasi die Lust auf die Zigaretten nahmen."

Dora: „Ich habe seit ein paar Wochen aufgehört, mit etwa zwei Einbrüchen, in denen ich eine Zigarette benötigt habe. Aber ich habe aufgehört!"

Der Dialog ging natürlich noch eine Weile weiter, aber ich möchte Sie nicht langweilen. Für mich war es höchst spannend, denn diese Unterhaltung zeigte mir persönlich auf, dass die Wege bezüglich der Raucherentwöhnung sehr verschieden verlaufen können. Ich kenne die „Rauchergeschichten" von Dora wie auch von Aline zu wenig, um mir eine handfeste Meinung zu bilden, ich kann nur mitteilen, wie es auf mich an diesem Abend gewirkt hat. Ich bin kein Heiliger und ich sage nicht, dass ich zu 100 Prozent nie mehr rauchen werde (das weiss nur Gott alleine), doch ich kann Ihnen versichern, dass ich mir 99,99 Prozent sicher bin, nie wieder damit anzufangen. Mir kam es so vor, als ob Dora und Aline, noch Raucher wären. Anders ausgedrückt: Ich hörte mich selbst reden, als ich damals ca. fünf Jahre das Rauchen *aufgegeben* hatte. Wie kann man es *vermissen* oder auch *geniessen,* diesen giftigen, stinkenden, widerlichen Rauch in sich einzuatmen, der stark krebserregend ist und einen auf längere Sicht langsam, aber sicher physisch wie auch psychisch zu Grunde richtet? Ist das ein *Genuss*? Wie kann man es bspw. *geniessen* bei 39 Grad Fieber, dennoch nach draussen zu gehen und eine zu rauchen? Wie kann es *genussvoll* sein, zwei, drei

Kettenzigaretten zu qualmen, weil man weiss, dass man nachher vielleicht vier Stunden nicht rauchen kann? Ich kann sehr gut nachvollziehen, warum man eine Zigarette vermissen kann. Ich ging selbst durch die Hölle, als ich in den ersten paar Monaten, in denen ich nicht rauchen durfte, oder besser gesagt, ich mir selbst das Rauchen untersagt hatte, als ich für ca. fünf Jahre das Rauchen *aufgegeben* hatte. Das Rauchen ist eine Illusion! Ein Puppenspiel! Ein Zaubertrick! Ich habe hinter den Vorhang geblickt und ab jetzt hat die Zigarette keine Wirkung mehr auf mich! Aus diesem Grund kann ich auf die Frage, ob ich kein Verlangen mehr nach einer Zigarette habe, mit einem ganz klaren NEIN beantworten. Ich wünschte, ich könnte meine Euphorie teilen.

Schlussendlich ist jedoch das Wichtigste, dass wir alle drei uns von den Zigaretten gelöst haben.

22. Warum habe ich geraucht und habe ich wirklich keine Zigarette genossen?

Als ich damals als 13-Jähriger zu rauchen anfing und es nicht allzu lang dauerte, bis ich täglich an der Zigarette zog und ich somit schneller als mir rückblickend lieb ist, süchtig wurde, habe ich die Zigarette genossen! Ich war einer der Teenager, der alles ausprobieren wollte. Damals war mir nicht bewusst, dass ich jeden Tag, mein ganzes Leben lang immer und ständig die Zigarette benötigen würde. Ich denke, dass dies vielen Teenagern gar nicht bewusst ist, da ich für meinen Teil gar nicht so weit gedacht habe. Ich wollte einfach dazugehören oder ich wurde auch unter Gruppenzwang dazu animiert zu rauchen. Wenn Sie mich vor einem Jahr gefragt hätten, ob ich gerne rauchen würde, die Antwort wäre gewesen:

„Nicht unbedingt gerne, denn es ist nicht das Gesündeste, aber es gibt auch die guten Zigaretten." Mit den „guten Zigaretten" meine ich bspw:

- Die nach dem Aufstehen morgens.
- Diese eine Zigarette, die ich nach stressigen Momenten geraucht habe.
- Diese Zigarette an einem Sommerabend an einem Feuer.
- Die Zigarette, die sozusagen meine Gute-Nacht-Zigarette war (Diese habe ich eigentlich gehasst, da ich mich, obwohl ich schon kuschelig eingebettet war, mich nochmals auf den Balkon begeben musste.)
- Die während eines Energy-Drinks oder eines Kaffe`s.
- Die Zigarette während des Beisammenseins unter Freunden oder Familienangehörigen usw.

Die Frage ist, warum habe ich geraucht und nicht, warum sollte ich das Rauchen aufhören (dafür gibt es erwiesenermassen genug Gründe). Warum habe ich ganz persönlich geraucht? Ich fand für mich meine Antwort:

- Weil ich süchtig war.
- Weil ich dachte, dass die Zigaretten mir in irgendeiner Form zu helfen schienen (Stütze, Freund etc.).
- Weil ich der Ansicht war, das Rauchen zu *geniessen*.
- Weil ich das Ritual mochte (Zigarette aus der Packung nehmen, Streichholz anzünden und tief und fest in meine Lungen zu ziehen).
- Weil andere auch rauchten.
- Weil ich irgendetwas mit meinen Händen machen konnte.

Habe ich es wirklich nie genossen? Damals habe ich das Gefühl gehabt, ich hätte die Zigaretten genossen, zumindest teilweise. Heute sehe ich es ganz anders. Ein Beispiel: Als Kind mochte ich mit Lego spielen, ich liebte es, es bereitete mir Freude und es untermalte meine Kindheit. Doch spiele ich heute auch noch mit Leidenschaft Lego? Nein. Ich schaue das Ganze mit ganz anderen Augen an, was nichts daran ändert, dass ich es zu früheren Zeiten genossen habe zu spielen. Ich spreche hier ganz klar von den spielerischen Fähigkeiten, die ich als Kind hatte. Heute bin ich ein leidenschaftlicher Lego-Sammler, ich erfreue mich an den Konstruktionen, an den unendlichen Vielfältigkeiten, die diese Bausteine mit sich bringen. Ich möchte damit sagen, dass ich heute eine andere Beziehung zu den Steinen habe, ich spiele nicht mehr mit den Figuren, ich denke mir keine Geschichte mehr aus, also eine Handlung, die ich nachspielen könnte. Heute stehen die Bausteine in meiner Vitrine, nachdem ich meine Baukünste ausgelebt habe. Der Punkt ist dieser, und jetzt komme ich wieder zu der Zigarette: Genau wie ich damals als Kind genossen hatte, mit Legos zu spielen, habe ich es damals als Teenager oder junger Erwachsener genossen zu rauchen. Doch die Zeiten haben sich verändert, ich bin älter geworden und die Interessen haben sich gewandelt. Soll heissen: Ja ich habe früher gerne mit Legos gespielt und ja, ich habe früher gerne geraucht. Doch mit meiner heutigen Lebenserfahrung und meinem Wissen bezüglich des Rauchens kann ich sagen, dass ich anerkenne, dass ich früher, bevor ich mein Wissen über die Zigarette besass, gerne geraucht habe, ich aber mit meinem heutigen Wissensstand klar sagen muss, dass ich die Zigarette <u>nicht</u> mehr geniesse und auch nicht vermisse, da ich heute weiss, dass alles eine Illusion war und ist, die mir durch die Tabakindustrie, Medien, Gesellschaft vorgegaukelt worden ist. Es gab eine Zeit, als das Rauchen noch „in" war, stimmt. Der überwiegende Teil der westlichen Bevölkerung rauchte. Es war nicht einfach, <u>nicht</u> zu rauchen. Man wurde verführt und beeinflusst von den Zigaretten-Werbungen. Ich kann mich noch gut an das Plakat erinnern, dass hier zu Lande überall präsent war; Ich rauche gern! So lautete der Text und wenn ich mich nicht irre, war eine junge Frau mit einer Zigarette darauf abgebildet. Hollywoodstars wurden des Öfteren mit einer Zigarette in einer Filmszene gezeigt. Ist Ihnen, bewusst dass so manche namhafte Hollywoodstars von der Tabakindustrie bezahlt wurden, damit sie in den Filmen rauchten? Selbst Comic Helden wie z. B. Lucky Luke rauchten. Ich lass gerne als Kind ein Lucky Luke Comic, mir wurde also schon früh suggeriert, dass eine Zigarette mit den Weiten der Welt zu tun hat, mit dem Abenteuerlustigen (Im Laufe der Zeit wurde Lucky Lucks Zigarette mit einem Grashalm ausgetauscht). Ein Beispiel: Kennen sie Superman? Eigentlich eine dumme Frage, denn wer kennt ihn nicht, den Helden vom Planeten Krypton, der übermenschliche Fähigkeiten besitzt: Infrarotblick, Wärmelaser, Unverwundbarkeit, die Fähigkeit zum Fliegen, eben ein Held. Bitte legen Sie sich jetzt auf meine Aussage nicht fest, aber ich meinte, dass im zweiten Teil des Superman Films in den 80er- Jahren (Superman allein gegen alle) sich die Geschichte, die ich Ihnen jetzt nicht vorenthalten möchte, zugetragen hat. In einer Szene des Films musste Superman, um die Zivilbevölkerung zu schützen, gegen drei Supermänner, die allerdings nicht zu „den Guten" gehörten, kämpfen. Als dann der eine Superman den anderen Superman an einen Marlboro-Lastwagen schleuderte und dieser dann einen bleibenden Eindruck in Form einer Riesendelle davontrug, war die Szene dann auch bald vorbei und die Supermänner führten ihren Kampf woanders fort. Der Punkt ist dieser: Der Marlboro-Lastwagen oder von mir aus Lieferwagen müsste eigentlich gar nicht in der Szene erscheinen, doch das tat er! Es handelte sich hier ganz klar wieder um Werbung die das Unterbewusstsein aufsaugte wie ein nasser Schwamm das Wasser. Mir ist durchaus bewusst, dass Werbungen so funktionieren, doch handelt es sich hier um ein Produkt, das tödlich ist. Allein während des Films bekommt man damit immer und immer wieder aus „unerklärlichen" Gründen Lust auf eine Zigarette. Seien Sie sich dessen bewusst, dass nicht nur in diesem einen Film absichtlich Tabakwerbung platziert wurde. Auch heute wird immer noch geraucht, lange nicht mehr so intensiv wie früher, doch es wird uns in der Gesellschaft weisgemacht, dass die Zigarette zum Leben nach wie vor dazugehört wie die Luft zum Atmen. Schauen Sie sich mal heute in den Einkaufsläden um, an fast jeder Ladentheke sind Dutzende Zigarettenpackungen aufgestellt. Immer schön neben den alkoholischen Getränken (Auch bei den alkoholischen Getränken finde ich es absolut nicht richtig, dass diese so aufgestellt werden, denn auch hier gibt es eine Dunkelziffer des Verderbens). Jedenfalls muss man sich im Klaren darüber sein, dass auch hier indirekte Werbung stattfindet, indem man immer und immer wieder mit den Zigaretten konfrontiert wird.

Das Blatt hat sich bei mir jedenfalls gewendet. Ich begann mich mit dem Thema auseinanderzusetzen. Angenommen, ich habe Recht und angenommen, das Rauchen wäre eine Illusion und die Millionen Raucher rauchen eigentlich gar nicht gerne, sind sich dieser Tatsache aber gar nicht bewusst. Sie rauchen *nur*, um sich ein wenig entspannter, fröhlicher und ausgeglichener zu fühlen (eigentlich der Zustand, den ein Nichtraucher die ganze Zeit so fühlt). Angenommen, es wäre nur die Befriedigung der Sucht, die der Raucher nachgehen muss, da sich das Nikotin schnell im Körper abbaut, da es ein starkes Nervengift ist und man sich merklich gestresster, unwohler und unzufriedener als Raucher fühlt, muss man den Nikotinpegel schnell wieder mit einer Zigarette auftanken. Somit erhält der Raucher eben die Illusion, gern zu rauchen. Angenommen es ginge nur um die Sucht. Wem wäre dann in irgendeiner Form damit geholfen? Ihnen bestimmt nicht, denn sie müssen das Produkt zu sich nehmen. Jeden Tag! Sie müssten viel Geld ausgeben. Ist Ihnen bewusst, dass die Herstellung einer Zigarettenpackung, die, sagen wir 20 Zigaretten enthält, in der Produktion fast nichts kostet? Natürlich gehen diverse Margen weg (Steuern etc.), jedoch bleibt ein gigantischer Gewinn.

Obwohl es jährlich in etwa fünf Millionen Tote an den direkten Folgen des Rauchens gibt und man davon auch weiss, dass es ein tödliches Produkt ist, das verkauft wird, wird es nicht aus unseren Regalen verbannt. Nein! Dieses Produkt kann man auch heute überall an jeder Ladentheke kaufen. Man weiss, dass es ein tödliches Produkt ist und dennoch darf man es noch überall verkaufen. Völlig absurd! Angenommen, man würde heute ein neues Produkt auf den Markt bringen, deklariert wäre es in etwa so:

- Stark süchtig machend.
- Sie werden in naher Zeit keine Wahl mehr haben, ob Sie das Produkt aus freiem Willen kaufen wollen, denn Sie werden das Produkt bald so stark benötigen, wie die Luft zum Atmen.
- Mit einer Wahrscheinlichkeit von 25 % werden Sie an den Folgen des Konsums sterben.
- Mit grosser Wahrscheinlichkeit werden Sie selbst beim Treppensteigen schwer ausser Atem geraten und es werden Ihnen die leichtesten sportlichen Aktivitäten im Laufe der Zeit Mühe bereiten.
- Anfangs müssen Sie sich übergeben, wenn Sie das Produkt konsumieren.
- Sobald Sie das Produkt wie die Luft zum Atmen benötigen, macht sich dann ein doofes Gefühl in Ihnen bemerkbar und Sie werden das Produkt mehr als denn je benötigen.
- Falls Sie sich vornehmen würden, das Produkt nicht mehr konsumieren zu wollen, müssen wir Sie darauf aufmerksam machen, dass in dem Produkt Zusatzstoffe und Tausende von Giftstoffen enthalten sind, damit sie noch abhängiger werden und die es Ihnen nicht einfach machen werden, das Produkt <u>nicht</u> mehr zu konsumieren.

Wäre es tatsächlich in unserem Interesse, so ein Produkt zu kaufen? Wäre es tatsächlich gesetzlich erlaubt, ein Produkt auf den Markt zu bringen und zu halten? Würden Sie so ein Produkt kaufen?

Heutzutage ist so gut wie jedes Produkt mit seinen Inhaltsstoffen deklariert. Warum müssen bei den Zigaretten die Inhaltsstoffe nicht genaustes deklariert sein? Weil es kein Lebensmittel ist? Die nikotinabhängigen Menschen brauchen die Zigaretten zum Leben, also ist es doch in irgendeiner Form ein Lebensmittel? Es steht auf manchen Packungen, dass es süchtig macht, dass es Teer beinhaltet, aber paradoxerweise steht nicht darauf, dass es Tabak beinhaltet. Ich weiss im Nachhinein nicht, ob mich die Informationen, die ich in meinem Beispielprodukt aufgezeigt habe, vom Rauchen abgewendet hätten. Denn ich war Raucher und ich war der Ansicht, dass ich gerne geraucht habe. Jedoch würde, so wage ich zu behaupten, kein Mensch auf Erden als erwachsener Mensch ein Produkt, sagen wir ein Sandwich kaufen, auf dem genau solche Dinge stehen.

Oder liege ich da ganz falsch? Auf der anderen Seite denke ich aber auch, dass bereits Warnhinweise in Form von Bildern auf den Zigarettenpackungen aufgedruckt sind. Raucher halten diese Bilder nicht auf, das Rauchen zu unterlassen. Zu mindestens war es bei mir so. Aber vielleicht die Jugendlichen von heute? Es ist jedoch auch nicht so, dass von den verschiedenen Gesundheitsorganisationen nichts unternommen wird, oder auch von den Regierungen (obwohl die Regierungen ja einen Vorteil darin im Verkauf von Zigaretten sehen), da sie eine enorme Steuereinnahme ausmachen. Auch wenn viele diese Aussage widerlegen wollen, dass längerfristig gesehen die Raucher das Budget wiederum sprengen, Fakt bleibt, dass schon länger ein Wandel in der Gesellschaft gegenüber dem Rauchen spürbar ist. Wenn ich bedenke, dass vor nicht allzu langer Zeit der überwiegende Teil der westlichen Bevölkerung geraucht hat, dann sind die Raucher so langsam am Aussterben (könnte man meinen). Die Wahrheit ist, dass jetzt die Tabakindustrie in den Ländern der dritten Welt versucht, ihr tödliches Produkt zu verkaufen und zu vermarkten. In Indonesien z. B. ist es nicht verboten, Tabakwerbungen zu deklarieren. Haben Sie gewusst, dass dort bereits so manche Kinder bis zu einer Packung Zigaretten täglich rauchen? In den Ländern der dritten Welt ist das anders. Dort darf man teilweise (noch) frei werben. Die Tabakindustrie steht dort wie in der westlichen Gesellschaft, sagen wir vor 50 Jahren. Ich habe erst kürzlich einen Artikel entdeckt, in dem stand, dass die grossen Tabakindustrien in den USA 1 Jahr lang Werbung der anderen Art machen müssen und zwar:

Rauchen tötet im Schnitt 1'200 Amerikaner – täglich! Und: *Jedes Jahr sterben mehr Menschen an den Folgen des Rauchens, als durch Mord, Aids, Suizid, Drogen, Autounfälle und Alkoholkonsum zusammen!*

So lauten Botschaften, die von den Tabakkonzernen getätigt werden müssen. Obwohl das Wort Drogen eigentlich auch auf die Zigarette zutrifft, denn die Zigarette ist die am schnellsten süchtig machende Droge (gleichauf dem Heroin). Ein Zigarettenzug kann ausreichen, um süchtig zu werden. Aber Nikotin ist ja „nur" ein Nervengift. So eine direkte Botschaft aus den Festungen der Tabakindustrie gab es meiner Meinung nach noch nicht. Es mag sein, dass ich mal *gerne* geraucht habe. Vielleicht rauchen auch Sie gerne? Aber die Zeiten haben sich geändert, zu mindestens bei mir, und ich kann nur noch einmal erwähnen, dass ich aus tiefstem Herzen nie, nie, nie mehr wieder eine Zigarette rauchen möchte!

23. Tag 100 als Nichtraucher 27.11.2017

Der Zeiger stand exakt auf 16.30 Uhr. Bevor ich mein Experiment durchführte, nahm ich meine Kamera, richtete sie auf mich und sagte ein paar Worte. Z. B. dass ich im jetzigen Zustand auf keinen Fall wieder süchtig werden möchte und ich überhaupt kein Verlangen nach einer Zigarette verspüre und falls ich in den nächsten Tagen eine Wehmut spüren sollte oder wieder vermehrt ans Rauchen denken sollte, dann ist dies nur ein kurzes Aufatmen des psychischen Nikotinmonsters, das mich zurückhaben möchte. Denn ja, mir ist bewusst, dass das Nikotin auch über die Haut aufgenommen werden kann. Ich war richtig nervös und aufgeregt. Ich nahm also die Zigarillopackung und entfernte zuerst die Plastikverschweissung und lass folgendes auf der Packung: „Wer das Rauchen *aufgibt*, verringert das Risiko tödlicher Herz- und Lungenerkrankungen. Wer das Rauchen *aufgibt*? Ich möchte da mal ganz kurz abschweifen. Wenn ich einen Marathon laufe und kurz vor der Ziellinie, nehmen wir an es wären noch 1000 Meter bis zum Ziel, *aufgebe,* dann würde ich ja ganz klar auf die Sieger Trophäe *verzichten.* Das heisst ganz klar, dass *Aufgeben* mit Verzicht zu tun hat. Was genau gibt man dann auf, wenn man das Rauchen beendet? Fragen Sie sich das mal bitte selbst. Genug abgeschweift. Ich las also, was drauf stand und öffnete die Packung. Ein süsslicher Duft kam mir entgegen (kein Wunder, es sind auch süsse Zigarillos). Ich nahm eine und steckte sie mir in den Mund und paffte erstmal, ohne sie überhaupt angezündet zu haben. Ich wollte damit verhindern, dass ich ausversehen einen Lungenzug machen würde. Ich war ein wenig ausser Übung. Als ich dann genug geübt hatte, machte ich mich zum Balkon auf. Ich zündete mir die Zigarillo an und zog im selben Atemzug daran. Ich schmatzte und fühlte den Geschmack, so in etwa, als wenn ich eine Mundspülung machen würde. Ich nahm einen weiteren Zug und noch einen dritten. Ich entschied mich die Zigarillo auszudrücken! Ich empfand keinen Spass daran sie zu paffen, mir schmeckte sie überhaupt nicht! Ehrlich gesagt konnte nicht mal das Süsse, das an meinen Lippen nach dem Paffen hängen blieb, den scheusslichen Geschmack in meinem Mund übertrumpfen. Ich weiss nicht, was ich mir erhofft habe, aber dass es so in meinem Mund stinkt, das hätte ich nicht erwartet. Es roch für mich nach Benzin. Widerlich! Ich bin trotzdem stolz auf mich, dass ich das Experiment durchgezogen habe, obwohl mich gar keine Lust angetrieben hat, diesen Zigarillo zu paffen. Ich stehe zu meinem Wort und ich wollte das Experiment an meinem 100. Tag durchführen. Für Sie, für mich und sprichwörtlich für die Katze. Jedenfalls habe ich jetzt Gewissheit.

Tag 104 als Nichtraucher 1.12.2017

Heute machte ich eine interessante Entdeckung. Es passierte beim Einkaufen, um genauer zu sagen, beim Einkauf von Lebensmitteln. Eigentlich eine klare Routine. Ich kaufe ein, bezahle die Ware und zuhause angekommen, fülle ich meinen Kühlschrank. Diesmal ereignete sich etwas Anderes und dieses Erlebnis möchte ich mit Ihnen teilen: Als ich meinen Einkauf getätigt hatte und ich an der Kasse ziemlich ungewohnt lange warten musste, schaute ich mich um. Ich sah um jeden Kassenbereich herum aufgestapelte Türme aus Tabakwaren stehen. Überall las ich den Schriftzug „tödlich". Ich befand mich schon Dutzende Male in diesem Einkaufszentrum am Kassenbereich, noch bevor ich meine Raucherkarriere an den Nagel gehängt habe. Nur dieses Mal war etwas anders. Ich sah mich um und realisierte zum ersten Mal, was eigentlich so alles auf den Zigarettenpackungen abgebildet und aufgedruckt ist: Rauch enthält Benzol (*in Benzin: krebs-erregend*), Aceton (*Nagellackentferner*) Nitrosamine (*in Gummi: krebserregend*), Formaldehyd (*Desinfektionsmit-tel, hochgiftig*), Arsen (*Rattengift*), Blausäure (*Schäd-lingsbekämpfung*), Ammoniak (*in Putzmittel, erhöht das Suchtpotenzial*), Kohlenmonoxid (*Autoabgase: Blutgift*). Dies sind „Leselektüren", die ich aufschnappte, als ich mich der Kasse abgewandt und meinen Ein-kaufswagen an der Ecke parkiert habe. Ich befand mich wie im Trancezustand. Ich nahm also Zigaret-tenpackungen in die Hand und las zum ersten Mal aufmerksam, was eigentlich darauf stand. Ich wen-dete und drehte die Packung in meiner Hand. Eine nach der anderen nahm ich sprichwörtlich unter die Lupe. Ich griff zu meinem Block und fing an das Gelesene auf Papier zu übertragen. Ich kümmerte mich nicht, was andere Kunden von mir halten würden. Zuhause angekommen, recherchierte ich ein wenig im Internet, um herauszufinden was ge-nau die Wörter zu bedeuten haben. Ich war heute nicht in Trance. Ich war die ganzen Jahre als Rau-cher in Trance! Ich bin heute das erste Mal so rich-tig aufgewacht und blickte glasklar durch. Ich kann nach über 100 Tagen rauchfrei nun mit Sicherheit behaupten, dass ich ein erfolgreicher Ex-Raucher bin. Dennoch findet nach wie vor eine Wandlung in meinem Kopf statt. Abgesehen von den vielen schrecklichen Bildern, die mir heute wie nie zuvor in die Augen gestochen sind und der unerfreulichen „Leselektüre" die mich sehr bewegt und zum Nachdenken angetrieben hatte, beunruhigte mich vielmehr der Gedanke, warum ich eigentlich dieses

Teufelskraut die ganze Zeit geraucht habe! Welcher halbwegs vernünftige Mensch würde ein Produkt kaufen, das mit tödlich deklariert ist? Würden Sie ein Sandwich verzehren, das mit dem Schriftzug auf der Verpackung verdeutlicht, dass das Sandwich tödlich ist und sagen wir mal, Rattengift enthält? Ich denke, dass kein Mensch bei ganz genauer Betrachtung so ein Produkt konsumieren würde, jedoch aus eigener Erfahrung weiss ich bestens, dass solche Warnhinweise mich nie abgeschreckt haben. Mir ist dennoch bewusst und ich möchte es nicht bestreiten, dass genau solche Motive bei manchen Rauchern dafür gesorgt haben, das Rauchen aufzuhören. Ich bin dankbar für die Erkenntnis, dass ich jetzt als erfolgreicher und noch glücklicherer Nichtraucher über die Zigaretten etwas klarer denken kann. Ich kann mir jetzt so langsam vorstellen, was im Kopf eines Nichtrauchers abgeht. Der Nichtraucher muss einen Raucher für bekloppt halten. Ich kenne aber auch die andere Seite der Münze und kann sehr gut nachvollziehen, warum ich als Raucher nicht bekloppt, sondern einfach stark einer Sucht unterworfen war, die meine Sinne trübte. Übrigens: Als ich an meinem 100. Tag als Nichtraucher das Experiment durchgezogen habe, eine zu paffen und mir der Geschmack wie Benzin vorkam, könnte das vielleicht am Benzol (*in Benzin: krebserregend*) gelegen haben. Ich weiss es nicht, jedenfalls empfand ich es sehr eklig und abstossend. Ich bin meines Lebens froh, dass ich die vernebelte Brille ablegen konnte und somit sehe, was

Zigaretten wirklich sind: Abscheuliche, schwergradig süchtig machende, stinkende Glimmstängel.

24. Habe ich zugenommen, seit ich nicht mehr rauche?

Ehrlich gesagt erhoffte ich mir, dass es bei mir zutreffen würde, dass ich, nachdem ich aufgehört habe zu rauchen, an Gewicht zunehmen werde. Ich dachte mir, dass dies evt. zu meinen Gunsten sein könnte, denn seit ein paar Jahren betreibe ich intensiv Krafttraining. Das ist eine Sportart, bei der ich auf meine Ernährung achten muss. Ich esse und ass sehr oft und sehr viel, da ich durch den Sport viele Kalorien verbrenne und auch verbrannte. Mein Körper benötigt/te oder besser gesagt, meine Muskeln benötigten viele, regelmässige, eiweisshaltige und gesunde Nahrung. Aus diesem Grund wäre es für mich sogar vorteilhaft gewesen, wenn ich ein paar Kilo zugenommen hätte. Ich habe davon gehört, dass viele Menschen nachdem sie das Rauchen *aufgegeben* haben, an Gewicht zugenommen, ja sogar an Gewicht <u>stark</u> zugelegt haben. Wie ich aber weiss, ist das Hungergefühl dem Gieren nach einer Zigarette sehr ähnlich und kann deshalb leicht verwechselt werden. Ein anderer Grund, denke ich ist, dass ich einfach keinen *Ersatz* benötigt habe und auch in Zukunft keinen benötigen werde, da ich unendlich froh bin, nicht mehr Sklave der Zigaretten sein zu müssen. Um auf die Frage zurückzukehren: Nein, mein Gewicht ist konstant gleichgeblieben. Ist mein Gewicht <u>nicht</u> förmlich nach oben gegangen, da ich regelmässig Sport treibe? Ist mein Gewicht <u>nicht</u> nach oben gegangen da ich mich „glücklich" von den Zigaretten gelöst habe und nicht mit dem Gefühl, etwas *aufzugeben?* Ich denke, dass es bei jedem Menschen verschieden ausgehen kann, aber man muss sich immer bewusst sein, dass die Zigarette lediglich vielleicht 200 kcal pro Tag ausmacht, da der Körper mehr kcal verbrennt, um die Giftstoffe auszuscheiden. Zunehmen kann man nur durch die Nahrung selbst, also durch einen Überschuss an Kalorien/Kohlenhydraten/Zucker etc. Also all die, die behaupten: „Man nimmt ganz klar zu, wenn man mit dem Rauchen aufhört". Kann es nicht vielmehr sein, dass diese Ex-Raucher an Gewicht zugelegt haben, weil sie als *Ersatz* des Öfteren zwischendurch genascht haben? Wenn das Unterlassen des Rauchens wirklich für die Gewichtszunahme verantwortlich ist, so könnte man ja annehmen, dass die Zigaretten an sich zum Abnehmen geeignet wären, oder aber das die Zigaretten dafür sorgen, dass man das Gewicht konstant halten könnte? Sehen Sie sich um, sind alle Raucher schlank? Ich persönlich kenne viele Raucher, die übergewichtig sind. Sie etwa auch?

25. Tag 106 als Nichtraucher 3.12.2017

Ein paar Tage ist es seit meinem 100. Nichtrauchertag her. Ich denke, dass das Experiment mit dem Zigarillo mir sehr von Nutzen gewesen ist. Ich hatte einen sehr ekligen Geschmack im Mund, einen Geschmack, den ich als Raucher gar nie so grausam empfunden habe. Es ist bekannt, dass Raucher den Gestank an ihren Kleidern oder aus dem Mund gar nicht so wahrnehmen wie Nichtraucher. Vielleicht war ich mir den Gestank des Zigarettenrauchs in meinem Mund einfach nicht mehr gewohnt. Bei jetziger Betrachtung und Wahrnehmung, empfand ich ihn einfach nur abscheulich (Eigentlich genau so abscheulich wie damals, als ich als kleiner Junge die allererste Zigarette in meinem Leben geraucht oder besser gesagt gepafft hatte).

Ich genehmigte mir heute dafür ein paar Züge an meiner e- Zigarette. Ich habe diese schon eine Weile nicht mehr benutzt. Der Geschmack war gut, zweifellos, doch brauche ich ihn wirklich noch? Ehrlich gesagt habe ich heute mit dem Gedanken gespielt, diese sogar wegzuwerfen. Mal sehen, vielleicht staubt sie einfach in der Schublade vor sich hin.

26. Was werde ich tun, falls ich den Zigaretten doch irgendwann nachtrauern werde?

Ich habe davon gehört und auch gelesen, dass Menschen wieder rückfällig geworden sind, auch nach dem Lesen des Buches von Allen Carr. Dies kann immer wieder vorkommen. Rom ist auch nicht an einem Tag gebaut worden. Jedoch denke ich, dass es einen Zusammenhang geben könnte, da die rückfällig gewordene Person anscheinend vergessen hatte, <u>warum</u> sie damals das Rauchen aufgehört hatte. Wie bei einer Fremdsprache, die man auch stets wieder einmal auffrischen sollte, so verhält es sich, zumindest ist dies meine Annahme, mit dem Fachwissen über das Rauchen. Um auf den Punkt zu kommen: Schauen Sie auch nach zwei Jahren wieder einmal einen Dr. Stefan Frädrich-Nichtraucher-Film an, oder lesen sie nochmals das Buch „Endlich Nichtraucher", Hauptsache, sie frischen Ihr Gedächtnis auf.

Ich habe ihnen erklärt, dass das Rauchen sehr wahrscheinlich immer ein Bestandteil meines Lebens sein wird. Ausser, es würde weltweit aus unserer Gesellschaft verbannt und man würde nie mehr mit dem Rauchen konfrontiert werden. Das wird aber nicht passieren und daher werde ich immer an das Rauchen erinnert werden. Jedes Mal, wenn ich jemanden sehe, der sich eine Zigarette anzündet oder einfach nur am Rauchen ist, dann werde ich mit dem Rauchen konfrontiert. Die Frage ist nur: Wie gehe ich mit den Ereignissen um? Werde ich die rauchende Person darum beneiden, dass sie sich eine Zigarette gönnt? Oder werde ich mich drauf zurückbesinnen, <u>warum</u> ich damals aufgehört habe und ich dann ganz klar sagen müsste, dass mir in dem Augenblick nichts fehlt, sondern dem Raucher etwas zu fehlen scheint und er deshalb in diesem Moment raucht. Ich denke, dass dies der einzige Grund wäre, dass ich den Zigaretten *nachtrauern* könnte. Es sind andere Raucher! Raucher, die scheinbar genüsslich an ihrer Zigarette ziehen. Jedoch möchte ich noch etwas für mich unheimlich wichtiges hinzufügen: Egal, ob ein Mensch von Alkohol, Heroin oder sonst einer Droge abhängig ist, für die meisten Süchtigen ist es unvorstellbar, dass das Leben nach dem Entzug und der Entwöhnung noch so richtig lebenswert ist. Und genauso unvorstellbar wie es z. B. für einen Alkoholiker ist, seine restliche Lebenszeit ohne Alkohol zu verbringen, so trifft dies auch auf Nikotinabhängige sprich auf Raucher zu. Merken Sie sich eines: Bevor Sie an einer Sucht *erkrankt* sind, führten sie vermutlich ein „normales" Leben. Sie, ich, wir alle brauchten den Stoff, das Nikotin, den Alkohol oder was auch immer nicht, um das Leben zu geniessen. Können Sie sich vorstellen, ein glückliches Leben <u>ohne</u> Kokain, Heroin, Ecstasy, LSD, Cannabis etc. zu führen? Wenn die Antwort Ja ist, dann denken Sie daran: Ein Kokainabhängiger würde, wenn er ganz ehrlich ist, die Frage mit einem Nein beantworten. Als sei sein Leben ohne diese Substanz nicht mehr richtig lebenswert. Für mich selbst ist diese Erkenntnis das Tüpfelchen auf dem i. Genauso verhält es sich auch bei einem Raucher. Mir ist klar geworden, dass, egal welchen <u>Nichtraucher</u> ich auch gefragt habe, ob er sein Leben <u>ohne</u> eine <u>Zigarette</u> als lebenswert bezeichnen würde, die Antwort stets Ja war!

Alexandra raucht nicht. Sie hatte zwar wie fast die meisten von uns die Zigarette probiert, jedoch sich seither davon ferngehalten. Auch sie erleidet stressige Lebenssituationen. Auch sie muss ihren ganz persönlichen „Lebensrucksack" tragen. Der Unterschied ist der: Sie denkt nicht bei einem schier untragbaren Schicksalsschlag daran, sich eine Zigarette anzustecken, denn Sie ist und war nie süchtig danach! Ich werde in der nächsten Zeit immer wieder bewusst auf andere Raucher achten und davon berichten, was ich beobachtet habe. Ich möchte besonders auf die Suchthematik eingehen und analysieren, ob es ein gemeinsames Suchtverhalten gibt, denn davon bin ich persönlich absolut überzeugt!

29. Beobachtungen der Raucher (Echtzeit) Teil 1

Mit meinen Beobachtungen möchte ich mich nicht über einen Raucher belustigen, sondern ihm nur vor Augen führen, dass das Rauchen kein Genuss, sondern eine Sucht ist.

1. Ein Mann um die 55 Jahre alt, steht an der Bahnhaltestelle. In der Hand hat er eine Zigarette. Die Anzeigetafel zeigt an, dass in drei Minuten die Bahn einfahren sollte. Ich achte auf den Mann. Er zieht an seiner Zigarette, scheinbar ganz *genüsslich*. Die Bahn fährt ein. Der Mann wirft seine Zigarette weg (leider auf die Gleise). Zwei Haltestellen weiter (etwa zwei, höchstens vier Minuten Fahrzeit) steigt dieser Mann aus, gräbt in seiner Jackentasche, zieht eine Zigarette aus der Packung aus, steckt sich diese in den Mund, klickt an sein Feuerzeug und – voilà

–, die Zigarette brennt und er scheint erneut *genüss-lich* daran zu ziehen. Ich probiere, das Gesehene zu analysieren: Ist dieser Mann ein Kettenraucher? Wenn ja, ist es wirklich *Genuss* „immer" zu rauchen? Hat dieser Mann vielleicht eine lange Zeit nicht rauchen können und raucht deshalb in so kurzen Abständen? Ob das ein *Genuss* ist oder nicht, das dürfen Sie sich selbst fragen.

2. Als die Bahn am Endbahnhof einfährt und alle Passagiere aussteigen, achte ich wieder einmal bewusst auf Menschen die sich evtl. eine Zigarette anzünden. Ich habe sicher ein Dutzend Menschen gesehen die sich gleich nach dem Verlassen der Bahn eine Zigarette angezündet haben, ja, ich sehe sogar Menschen, die sich die Zigarette schon in den Mund gesteckt hatten, als der Bahnchauffeur noch nicht die Türen zum Öffnen frei gegeben hatte. Na gut, solche Geschehnisse sieht man, glaube ich, jeden Tag, nichts Besonderes also. Bei genauerem Beobachten sehe ich eine junge Frau (schätzungsweise 22 Jahre alt). Mit brennender Zigarette in der Hand und im raschen Tempo schlängelt sie sich durch die Menschenmenge. Ich sehe, wie sie sich beeilt und während ihres raschen Gangs sie sich Zug für Zug aus ihrer Zigarette genehmigt. Aus der Ferne kann ich sie noch um die Ecke huschen sehen, bevor sie mit ihrer Rauchwolke aus meinem Sichtfeld verschwand. War es wirklich ein *Genuss*, so auf die Schnelle und während des raschen Gangs eine Zigarette zu rauchen? War sie in Zeitdruck und die einzige Gelegenheit, eine Zigarette zu rauchen, bestand während des Aussteigens aus der Bahn bis zur Ankunft zu der Arbeitsstelle? War dann „die schnelle Zigarette" nicht ein Anzeichen dafür, das sie etwas dringend zu brauchen scheint, in dem Fall das <u>Nikotin</u>? Ich interpretierte jetzt ein wenig, das ist mir klar und selbstverständlich überlasse ich Ihnen die weiteren Gedanken.

28. Tag 113 als Nichtraucher 10.12.2017

Ich lief einen Feldweg entlang, keine Spur von Schnee, es war nicht mal besonders kalt für diese Jahreszeit. Ich tastete meine Jackentasche ab und erfühlte eine Zigarettenpackung. Ich griff nach ihr. Ich nahm also meine Zigaretten hervor, steckte mir eine in den Mund und klickte mein Feuerzeug. Die Zigarette brannte. Ich zog an ihr – ein- bis zweimal tief in meine Lungen und paffte dann die Zigarette zu Ende. Nach einer gewissen Zeit steckte ich mir erneut eine in den Mund. Doch dieses Mal überkam mich ein Gefühl der Unsicherheit. Ich sagte zu mir, dass ich doch eigentlich nicht mehr rauche und ich jetzt doch rauche?! Mich überfiel Angst. Panik machte sich breit. Ich schmiss die Zigarette zu Boden und lief wild umher. Habe ich versagt, oder habe ich mir nur eine Gelegenheitszigarette angesteckt? Alles kam mir fremd vor, so surreal und das war es auch! Es ist Sonntagmorgen, eigentlich ein entspannter Tag, an dem ich genüsslich lange ausschlafen könnte. Doch ich wache abrupt auf: Ein Albtraum, zum Glück nur ein Albtraum! Es verging eine Weile, bis ich in der Realität angekommen bin und erkannt habe, dass es nur ein böser Albtraum ist. Ich bin Gott sei Dank Nichtraucher. Ich habe am Anfang meiner Entzugszeit sehr oft geträumt, dass ich wieder rauche. Aber dass ich in der heutigen Nacht von den Zigaretten geträumt habe oder noch schlimmer, dass ich wieder rauche, ist für mich fraglich. Andererseits; was sind schon 113 Tage als Nichtraucher gegenüber 15 Jahren als

Raucher. Im Verhältnis ziemlich wenig. Ich denke, dass es sehr wahrscheinlich nicht der letzte Albtraum gewesen sein wird.

29. Beobachtungen der Raucher (Echtzeit) Teil 2

Mit meinen Beobachtungen möchte ich mich nicht über einen Raucher belustigen, sondern ihm nur vor Augen führen, dass das Rauchen kein Genuss, sondern eine Sucht ist.

Es ist Morgen, um genauer zu sagen, Pausenzeit. Die Mitarbeiter werden förmlich in zwei Klassen geteilt. Die Raucher gehen sich die Jacken und oder Mäntel holen und begeben sich im Anschluss auf den Balkon. Die Nichtraucher hingegen verbringen die Pausenzeit in der warmen Kantine. Ich hole mir einen Kaffee aus der Maschine und begebe mich ebenfalls nach draussen. Ich fühle mich ein wenig alleine unter den Rauchern. Ich bin, so glaube ich, als Einziger draussen, um nicht zu rauchen. Verständlich, denn das Thermometer bewegt sich kaum über null Grad Celsius. Doch ich möchte frische Luft schnappen und auch Beobachtungen starten: Ich beobachte also Raucher, wie sie schon die zweite Zigarette schnell hinunterrauchen um schnellstens den Balkon zu verlassen, um in der Kantine Wärme zu suchen. Ich für meinen Teil geniesse die kalten Temperaturen und vor allem die Frische. Daher verbringe ich die ganze Pausenzeit auf dem Balkon. Ich finde es erstaunlich, was für einen Stress sich eine rauchende Person in einer

Pause aussetzen muss. Anstatt genüsslich ein Sandwich zu essen oder ein wenig in der Zeitung zu blättern, gehen Raucher nach draussen, um schnellstmöglich eine, zwei Zigaretten zu rauchen, um dann wieder hinein zu gehen um die Pause eigentlich erst zu beginnen. Dazu kommt, dass Raucher zu jeder Jahreszeit, bei jedem Wetter, nach draussen gehen und dann dementsprechend schneller oder mehr rauchen, um einfach <u>den</u> Nikotinpegel zu erreichen, damit sie sich wohlfühlen.

30. Rauchersituationen, die ich durchlebt habe

So gut wie alle Situationen, die ich tagtäglich beobachte, und die mit dem Rauchen zusammenhängen, habe ich selbst auch durchlebt. Ich finde es interessant, wie unterschiedlich wir Menschen sind, doch wenn es ums Rauchen geht, durchlaufen wir doch alle im Grossen und Ganzen denselben Kreislauf. Ich kann mir vorstellen, dass Ihnen meine persönlichen Situationen sehr bekannt vorkommen werden.

- Das Erste, was ich morgens getätigt hatte, ist, mir eine Zigarette anzustecken. Da ich nie in der Wohnung geraucht habe, begab ich mich immer auf den Balkon und selbstverständlich auch bei Minusgraden.
- Wenn ich auf der Anzeigetafel sah, dass die Bahn in fünf Minuten losfahren würde, dann habe ich diese oftmals übersprungen

und die nächste genommen, sodass ich mir in aller Ruhe noch eine Zigarette anstecken konnte. Denn manchmal dauerte halt die bevorstehende Fahrt zu lange.

- Als ich z. B. in der Stadt einen Kollegen angetroffen habe, nahm ich meistens bald eine Zigarette hervor, auch wenn ich kurz vor dem nicht geplanten Treffen <u>schon</u> eine geraucht habe.
- Dass Erste, was ich in meiner Pausenzeit gemacht hatte ist, mir eine Zigarette anzuzünden.
- Eigentlich immer, wenn ich telefoniert habe, gönnte ich mir eine Zigarette.
- Wenn ich mich über irgendetwas ärgerte, ich mich gestresst fühlte, griff ich sofort zur Zigarette.
- Wenn ich auf ein Verkehrsmittel gewartet habe, dann hatte ich mir zum Zeitvertreib oder warum auch immer eine angesteckt.
- Vor einem Anlass, zu dem ich eingeladen worden war, rotierten schon im Voraus meine Gedanken darum, wann und wo ich dann dort rauchen könnte.
- Vor einer längeren Reise mit der Bahn rauchte ich immer im Voraus ein Minimum von zwei bis drei Zigaretten.
- Zwischen den Gängen im Restaurant genehmigte ich mir meistens eine Zigarette, da mir die Zeit für mein empfinden bis zum nächsten Gang zu langsam verging.

- Bei mir gab es Standardzigaretten: Nach dem Aufstehen, während des Kaffees oder Energydrinks, nach dem Sport, während der unterschiedlichsten Wartezeiten, während des Telefonierens, nach jedem Essen, an einem Feuer, vor dem Zubettgehen, nach dem Sex, nach dem Schwimmen, nach jedem längeren nichtmöglichen Augenblick des Nichtrauchens, während des Wegs zur Arbeit, nach der Arbeit, in den Pausenzeiten etc. Diese bezeichnete ich als „die guten Zigaretten", die „*Genuss*-Zigaretten".
- Es gab aber auch die Zwangs-Zigaretten oder die Gesellschaftszigaretten. Zu diesen Momenten habe ich dann weit mehr als mein Tagespensum von etwa 15-20 Zigaretten täglich weggequalmt. Zigaretten in Kombination mit alkoholischen Getränken oder aber auch Zigaretten zu gesellschaftlichen Anlässen hatten mich so zum Rauchen verleitet, dass ich diese nicht mal zählen könnte, auch wenn ich es wollte.

In kurzen Worten ausgedrückt bezeichne ich heute meine früheren Zwangs-Zigaretten, als *Multiplikationszigaretten*. Aus der einen, die ich bspw. beim Warten auf die Bahn geraucht hätte, wurde in Gesellschaft gleich die doppelte oder dreifache Anzahl an Zigaretten, o*der* im Ausgang unter Freunden, da rauchte ich automatisch um das Vielfache mehr als die gewohnten *Genuss*-Zigaretten. Dies waren meine

Zwangszigaretten. Auch rauchte ich Zigaretten, obwohl mein inneres Monster noch gar nicht danach verlangte. Einfach aus dem Grund, da ich mir ein eigenes Ritual geschaffen hatte, eine Gewohnheit. Ich denke, dass ich mir solche Gewohnheiten geschafft hatte, da mein Unterbewusstsein genau wusste, dass wenn ich jetzt keine rauchen würde, ich dann für die nächste längere Zeit nicht genau einschätzen kann, wann ich wieder rauchen darf oder kann. Im Klartext schaffte ich mir solche Gewohnheiten.

31. Tag 122 als Nichtraucher 19.12.2017

Am heutigen Tag habe ich eine spannende Konversation mitbekommen, die ich Ihnen nicht vorenthalten möchte. Ich habe zwei Kollegen in ihrem Gespräch fast belauscht. Anders ausgedrückt, ihr Thema war für meine Ohren so spannend, dass ich einfach nicht aufhören konnte nicht auf das Gespräch zu hören. Es ging natürlich ums Rauchen. Genauer gesagt ums Dampfen. Ich mischte mich dann in ihren Dialog ein wenig ein und es entstand eine spannende Unterhaltung.

(Ich kursiv geschrieben)
Ich habe mitbekommen, dass du nicht mehr rauchst?
Ja, und dies schon seit Anfang des Jahres!
Und du dampfst jetzt nur noch?
Richtig und seit ich nicht mehr rauche, ist mein Asthma verschwunden, mein Husten löste sich in Nichts auf und es geht mir viel besser.

Darf ich fragen: Hat dein Liquid Nikotin enthalten?

Ja. Ich habe aber eine Anleitung, die ich verwende und ich danach exakt mische und somit meine Liquid selbst herstellen kann.

Ok, verstehe. Ich finde es sehr spannend. Hast du dann vor, mal das Nikotin ganz wegzulassen und dementsprechend auch das Dampfen sein zu lassen?

Ich habe es im Sinn, ja.

Hey, da kannst du mächtig stolz auf dich sein.

Danke.

Ich fand das Gespräch höchst spannend. Ich denke, egal mit welcher Methode ein Raucher mit dem Rauchen aufhört, wichtig ist nur das Ziel und das Ziel ist ganz klar: Rauchfrei zu bleiben und natürlich den Zigaretten nicht hinterher zu trauern! Meine Meinung zu den e-Zigaretten habe ich bereits im vorangegangenen Kapitel („Die e-Zigarette") erläutert. Ich möchte klarstellen: Solange ein Ex-Raucher täglich an seiner e-Zigarette zieht, anstelle einer Zigarette und wie im Fall des Kollegen prophezeie ich, sobald das Nikotin im Liquid wegelassen wird, dann wird in der Person die Lust am Dampfen weniger aufkommen, ja vielleicht sogar verschwinden. Solange man nikotinhaltige Liquide dampft, anstatt nikotinhaltige Zigaretten raucht, hat sich meiner Meinung nach am Suchtverhalten, wie an den Gewohnheiten, nichts geändert. Abgesehen von der gesundheitlichen und wahrscheinlich auch der finanziellen Situation, bleibt alles beim Alten. Ok, der Gestank in der Wohnung oder aber auch an den Kleidern, in den

Haaren, auf der Haut und im Mund ist dann verschwunden. Ansonsten wurde nur die Zigarette durch die e-Zigarette ersetzt. Für mich ganz klar ein *Ersatz*, und wann braucht man einen *Ersatz?* Wenn man auf etwas *verzichten* muss, also etwas entbehren muss. In diesem Fall wäre es die Zigarette.

Tag 123 als Nichtraucher 20.12.2017

Weihnachten naht, das Jahr geht so langsam zu Ende. Zeit für mich, einen Rückblick zu wagen:

Meine Strichliste, die ich die ersten 100 Tage geführt habe, ist lange zu Ende, doch ich lese nach wie vor im Tagebuch von Allen Carr. Ich lese es nicht in einem Rutsch durch. Ich lese täglich darin, und zwar auf den Tag genau, also bin ich folglich am 123. Tag. Ich möchte rückblickend auf ein paar Dinge zu sprechen kommen. Neben den gesundheitlichen Aspekten aber auch neben den finanziellen und zeitlichen Aspekten, macht mich aber etwas anderes sehr zufrieden und auch mächtig stolz, doch zuerst möchte ich auf die gesundheitlichen Aspekte ein wenig eingehen, um genauer zu sein, auf die konditionelle Leistungsfähigkeit. Ich fuhr früher schon Fahrrad, als ich noch Raucher war, ich führte früher als Raucher ebenfalls meinen Kraftsport aus, doch: Ich komme nicht mehr so sehr ins Schnaufen, wenn ich mit dem Fahrrad unterwegs bin und um es noch ausführlicher zu verdeutlichen: Meine Lunge schmerzt nicht mehr, wenn ich mit dem Fahrrad ein wenig schneller fahre, sodass mir der Puls nach oben steigt. Früher tat er dies noch, es kam ein Schmerz, der stechend auf meine Brust zielte. Ich merke auch, dass ich beim Krafttraining kürzere Pausen zwischen den Sätzen machen kann, da sich bei mir jetzt die Puste schnell wieder normalisiert. Dies ist ein wunderbares Gefühl für mich! Die Tatsache, dass ich wieder besser schmecke, finde ich nach wie vor sehr interessant. Obwohl ich mich schon an die Köstlichkeiten gewöhnt habe, rufe ich mir manchmal noch in Erinnerung, dass es vorher einfach anders war. Dafür rieche ich Dinge, die ich vorher als Raucher gar nicht gerochen habe. Z. B. nimmt meine Nase aus etwa 14 m Entfernung wahr, dass in diesem Umkreis ein Raucher raucht. Faszinierend finde ich auch, dass ich die Rosen von Alexandra, die sie in unserem Garten angepflanzt hatte, als Raucher nicht wirklich gerochen habe und jetzt als Ex-Raucher den Geschmack lieben gelernt habe. Der jedoch für mich erfreulichste Punkt ist aber ein anderer: Ich bin kein Sklave dieses Teufelszeugs mehr! Anfangs, in meiner Entzugszeit, da ging es mir gesundheitlich wie auch geistig schlechter als in meiner Raucherära. Meine Konzentration war beeinträchtigt. Meine Brust schmerzte die ersten Tage mehr den je. Ich bekam unreine Haut im Gesicht, doch ich wusste, dass diese Beeinträchtigung nur temporär sein würde. Sehr schnell zerplatzten die Gewohnheiten, die ich mir antrainiert oder angeeignet habe. Als ich zum fünften Mal einen Kaffee trank und immer noch keine Zigarette in der Hand hielt, da registrierte dies auch mein

Gehirn und von da an hatte der Kaffee nichts mehr mit einer Zigarette zu tun. Auch bei Wartezeiten bspw. auf den Kollegen, auf die Bahn, auf das Essen im Restaurant etc., auch dort musste ich meinem Gehirn wieder beibringen, dass die Zigarette nichts mehr damit zu tun hat oder anders erklärt: Durch die Häufigkeiten der Handlungen wurden diese nicht mehr automatisch mit der Zigarette in Verbindung gebracht. Mein Gehirn hat neue Verknüpfungen erlernt oder soll ich sagen, alte Verknüpfungen wieder erkannt? Ich meine, früher als Kind oder als ich ca. fünf Jahre nicht mehr geraucht habe, assoziierte ich gar nichts mit einer Zigarette, ausser vielleicht Ekel! Ich denke, Sie haben mich verstanden, was ich Ihnen anhand meiner Beispiele zu erläutern versuche. Jedenfalls sind das einige Verknüpfungen, die sich mein Gehirn im Laufe meiner Raucherkarriere antrainiert hatte, so gut wie alles hatte ich mit der Zigarette in Verbindung gebracht. Die Zigarette war mein ständiger Begleiter und auf allen meinen Lebenswegen sehr präsent. Im Nachhinein nicht wirklich im guten Sinne: Als ich an einem Sommertag einen Grillabend mit meinen Freunden geplant und ich meinen Rucksack gepackt hatte, überfiel mich ein unwohles Gefühl. Im Auto auf halber Strecke konnte ich in meiner Tasche meine Zigaretten nicht finden. Mir wurde so unwohl, dass ich den fahrenden Kollegen aufgefordert habe, dringend anzuhalten. Ich suchte dann in meinem Rucksack im Kofferraum des Autos meine Zigaretten und fand sie schliesslich. Dann konnte die Fahrt weitergehen. Mein

Guter-Laune-Pegel schellte sofort nach oben. *Oder:* Als ich mit Alexandra mit der Bahn nach Berlin fuhr und wir eine etwa sieben-stündige Bahnfahrt vor uns hatten, ging es mir am Vorabend schon sehr eigenartig. Als wir dann am frühen Morgen vor dem Bahnhof standen, rauchte ich drei Zigaretten nacheinander, um meinen Nikotinpegel möglichst hochzuhalten. Doch nach etwa drei Stunden flaute der Pegel ab und ich wurde zappelig und unkonzentriert. An jedem Bahnhof drückte ich mein Gesicht an das Fenster, um eine Chance zu ergreifen, damit ich rasch rausgehen konnte, um zu rauchen. Doch die Bahn hielt nur sehr kurz und fuhr dann weiter. Mir persönlich war es einfach zu „heiss" auszusteigen, denn was wäre, wenn die Bahn ohne mich weitergefahren wäre? Was hätte Alexandra von mir gedacht? Wie hätte Alexandra unsere zwei schweren Koffer aus der Bahn gehievt? Hätte sie einen Passagier um Hilfe gebeten und ihm in einer Peinlichkeit erklärt, dass der Freund drogensüchtig sei, eine Zigarette rauchen *müsste* und deshalb die Bahn ohne ihn die Fahrt fortsetzte? *Oder:* Ich kann mich noch prächtig daran erinnern, als ich mit 38.5 Grad Fieber im Bett lag. Neben mir eine Thermoskanne mit heissem Tee und eine Menge Taschentücher, die ich verbraucht hatte, da mich zu allem Übel ein Schnupfen plagte. Ich glaube, Sie können sich einfühlen, wie es mir in diesem Moment so ergangen ist. Ich war zu schlapp, um mir ein anständiges Frühstück zu zubereiten. Ja, ich wäre nicht einmal mehr in der Lage gewesen, Nahrung zu mir zu nehmen. Ich wollte einfach nur genesen und schlafen. Doch warum zur Hölle schleppte ich mich auf den Balkon, um eine Zigarette zu rauchen, obwohl ich für alles andere keine ausreichende Energie mehr aufweisen konnte? Genuss? Entspannung? Stressabbau? Wohl kaum! Weil ich süchtig war! *Oder:* Ich kann mich noch bestens daran erinnern, wie ich mit Alexandra in einem Wellnessbereich war, um mich eigentlich zu entspannen. Wir hatten für vier Stunden bezahlt. Eigentlich war es der Himmel auf Erden; Es hatte eine Sauna, einen Warmwasserbereich, einen Warmwasseraussenbereich, ein Sprudelbad und, und, und. Doch als mein Nikotinpegel abgeflaut war, konnte ich es nur noch halb geniessen. Die totale Entspannung setzte bei mir erst ein, als mir auf dem Nachhauseweg eine Zigarette gönnen konnte. Ist dies wahrhaftig der Genuss, den eine Zigarette mit sich bringt? Es ist verrückt. Wenn ich die Uhr ein paar Monate zurückdrehen könnte, dann würde ich dem Rauchen gegenüber eine ganz andere Einstellung vertreten.

Stellen sie sich vor, Sie wären an einem Strand oder auf einem Schiff am Meer. Sie würden das Ufer deutlich sehen. Sehen Sie das Bild vor sich? Sie sehen dort die Kinder spielen, Kinder, die eine Sandburg bauen, Erwachsene, die sich auf dem Liegestuhl, dick eingecremt, von der Sonne braten lassen. Wellen, die sich an der Brandung brechen. Sehen Sie die Möwen, die weit oben in der Luft landeinwärts fliegen? Und jetzt stellen Sie sich vor, Sie würden so langsam aufs offene Meer hinaustreiben. Das Ufer wird immer kleiner und kleiner, sie können die Menschen am Strand kaum noch erkennen. Sie sehen so langsam nur noch die Umrisse des Strandes. Jede Stunde scheint das Ufer weiter weg zu sein. Und irgendwann fällt das Ufer über den Rand, also eigentlich passierte das Schiff den Punkt, von dem die Menschen früher glaubten, dass man über den Rand der Erde fällt. Ich denke, Sie wissen, was ich meine. Jedenfalls, um bei dem Beispiel zu bleiben, würde der Strand in so weite Ferne rücken, dass der Tag kommen würde, an dem der Strand nur noch in den Erinnerungen weiterleben würde. Was hat meine Geschichte mit dem Rauchen zu tun? Nun: So wie der Strand in weite Ferne gerückt ist, so sind auch meine Tage als Raucher in weite Ferne gerückt. Für diese Erfahrung konnte ich kein Buch lesen. Ich musste selbst spüren und fühlen, wie der Weg sein wird, als ich mich von den Zigaretten verabschiedet habe. Doch ich hoffe mal, dass mein Buch Ihnen eine Stütze sein kann auf Ihrem persönlichen Weg, dem Rauchen den Kampf anzusagen und aber auch, dass Sie sich nicht ganz alleine fühlen auf Ihrem Weg. Bleibt nur noch die Frage, ob denn der Weg, den ich eingeschlagen habe, wirklich nur positive Dinge mit sich trägt. Ich denke, dass das Rauchen klar den Vorteil besass, mit anderen Menschen unkompliziert ins Gespräch zu kommen. Ein kleines Beispiel:

„Hey, na, auch Raucher?"
„Ja, hast du Feuer?"

Na klar, und gefällt es dir hier auf der Party?"
usw.

So ähnlich hatten bei mir Dialoge auch stattgefunden und somit war das Eis gebrochen und man
konnte interessante Gespräche führen. Natürlich
kann man auch einen speziellen, auffälligen Pullover tragen und somit die Menschen auf sich aufmerksam machen. Auch hier wäre die Hemm-
schwelle etwas niedriger und das Eis, um mit seinem Gegenüber ins Gespräch zu kommen, wäre
leichter zu brechen. Ausserdem habe ich festgestellt, dass ich früher als Raucher viele kleine Pausen eingeschoben hatte und manche kleine Auszei-
ten mir gut getan haben. Ich möchte nicht dazu
auffordern, dass ich wieder rauchen sollte, um Gottes willen, NEIN! Doch dem zufolge möchte ich
erläutern, dass so kleine Pausen gar nicht so
schlecht für mich und für mein Gemüt waren. Ein
Beispiel:
Als letztes Alexandra und ich zum Essen eingeladen wurden, hätten mir persönlich so kleine
Pausen gutgetan. In einer Gesellschaft kann die
Gesprächslautstärke stark nach oben variieren, die
Luft erdrückend werden und in solchen Situationen
bin ich früher auch meistens geflüchtet und habe
mir mit einer Zigarette eine kurze Pause gegönnt,
um dann wieder mit neuer Energie an dem Anlass
teilzunehmen. Doch wenn ich früher aufstand,
meine Zigaretten hervornahm und nach draussen
ging, war für viele klar, dass ich meine Sucht befriedigen musste. Doch heute oder besser gesagt,

zum jetzigen Zeitpunkt, hätte ich keinen plausiblen Grund, den die Mehrheit verstehen würde, um mich der Situation zu entziehen. Ich möchte damit sagen, dass eine Zigarette manchmal – ich betone: manchmal! – eine ganz kleine Stütze in gewissen Situationen für mich gewesen ist.

32. Was gebe ich für Tipps zum aufhören?

Was würde ich der Person raten die das rauchen beenden möchte?

Das ist eine sehr gute Frage und ich denke, dass es hier nicht <u>die</u> eine Antwort gibt. Denn wie mir wie auch Ihnen sicherlich bewusst ist, gibt es viele Wege, um mit dem Rauchen Schluss zu machen. Ich kann aber aus eigener Erfahrung sprechen. Erst einmal muss man etwas Wesentliches differenzieren. Im Prinzip muss man eigentlich gar nichts tun, ausser einfach nicht mehr zu rauchen. Ist eigentlich ganz simpel. Oder nicht?

Wir nehmen an, Sie möchten sich als Bodybuilder auf einen Wettkampf vorbereiten. Sie müssten enorm auf Ihre Ernährung achten, sie müssten die Fettverbrennung ankurbeln, doch zugleich möglichst wenig an Muskelmasse verlieren. Sie würden feststellen, wie Ihre Kräfte schneller schwinden und Ihre körperliche Leistung nicht mehr auf Höchstform wäre, da Ihnen aus ernährungstechnischen Gründen schlicht die Kraft fehlen würde, um Gewichte zu stemmen. Doch Sie würden weiter die Gewichte heben, Sie würden weiter alles aus sich herausholen, Es wäre unvorstellbare, harte Arbeit, und dies ist das Stichwort: Harte Arbeit. Man müsste sehr viel dafür tun, um in einem Wettkampf gestählt mitmischen zu können. Beim Rauchen aufhören muss man eigentlich gar nichts tun, man muss *einfach* nicht mehr rauchen. Aber so *einfach* ist es nun mal nicht. Wenn es so *einfach* wäre und man nichts tun müsste, dann würden doch alle rauchenden Menschen *einfach* so aufhören? Es würden nicht unzählige Bücher über das Rauchen geschrieben werden. Die Gesundheitsorganisationen müssten die Bevölkerung nicht ständig mit Fakten über das Rauchen bekehren. <u>Ich</u> kann das Wort *einfach* unterstreichen, denn für mich war es *einfach*. Ich hatte meine richtige Einstellung gegenüber dem Rauchen erlangt und dementsprechend mich nicht von etwas getrennt oder etwas *aufgegeben*, sondern vielmehr habe ich mich von einer schlimmen Krankheit befreit. Stellen sie sich vor, dass das Rauchen eine schlimme Krankheit wäre und Sie eine Schatzkarte in die Hände gedrückt bekämen. Stellen Sie sich vor, dass der Schatz die „rauchfreie Freiheit" wäre. Ich nenne den Schatz jetzt mal die „rauchfreie-Freiheit". Stellen Sie sich vor, Sie könnten sich von dieser Krankheit befreien, weil Sie jetzt die Schatzkarte besitzen, auf der ein Weg eingezeichnet ist, um in die "rauchfreie Freiheit" zu gelangen. Stellen Sie sich vor, dass, auch wenn Sie gegenüber dem Neuen sehr skeptisch sind, Sie am Ende viel glücklicher sein könnten. Letztlich hat es sich bei mir so ähnlich zugetragen und aus diesem Grunde empfand ich den Weg als angenehm und *einfach*. Ich wollte gesund werden. Ich trauerte der Krankheit, dem Rauchen, nicht nach. Doch musste ich wirklich nichts tun? Nein! Ich habe sehr viel getan und tue es jetzt noch immer, indem ich meine Gedanken in meinem Tagebuch notiere. Ich lese und las sehr viel über das Thema Rauchen. Ich habe bis zum jetzigen Zeitpunkt etwa sieben Bücher gelesen, unzählige YouTube-Videos angesehen, viele Dokumentationen verfolgt, Recherche betrieben und sehr viele Beobachtungen gemacht, Gespräche mit Menschen über das Rauchen geführt. Doch dies sollte Sie nicht abschrecken! Ich habe diese Informationen gerne aufgenommen. Umso weiter ich mich auf das Rauchen einliess, desto neugieriger wurde ich im Laufe der Zeit und ich wurde richtig hungrig auf neue Erkenntnisse. Ich wollte zu dem Fachwissen unter anderem auch verschiedene Perspektiven und Ansichten kennen lernen, mit denen das Rauchen beenden werden kann. Die einen schwören auf Hypnose, die anderen auf Akupunktur. Wieder andere empfehlen als Entwöhnung Nikotinersatzprodukte. Es wird der eiskalte Entzug empfohlen, den man mit unglaublicher Willenskraft angehen muss. Ich habe von Menschen gehört, die einen Trip in die Wildnis unternommen haben, sodass sie sich schlicht gar keine Zigarette kaufen konnten. In der heutigen digitalen Gesellschaft werden Wege empfohlen, die mithilfe des Smartphones helfen sollen. Die Ratschläge sind vielseitig und scheinen beinahe grenzenlos zu sein. Schlussendlich spielt es keine Rolle, was für einen Weg Sie einschlagen. Auch wenn die Wege verschieden sind, das Ziel ist ein glücklicher Nichtraucher, der Nichtraucher <u>bleiben</u> will!

Mir wurde einst gesagt: Man sollte dem Teufel in die Augen schauen, erst dann könne man ihn besiegen. Ich habe ihm in die Augen geschaut und ihn mit meinen Blicken ausgezogen!

Wenn Sie wirklich in Erwägung ziehen, sich vom Rauchen zu verabschieden, dann könnten Ihnen meine folgenden Ratschläge helfen:

- Kaufen sie sich das Buch „Endlich Nichtraucher" von Allen Carr.
- Kaufen Sie sich das Buch von Dr. Stefan Frädrich „Günter, der innere Schweinehund, wird Nichtraucher"
- Seien Sie bereit, sich geistig zu <u>öffnen</u>: Stellen Sie sich vor, eine Ihnen nahestehende Person möchte Ihnen ihr Hobby erklären, das Ihnen aber überhaupt nicht zusagt und Sie sehr misstrauisch sind. Doch stellen Sie sich jetzt vor, wie es wäre, wenn Sie sich mental öffnen würden, ohne sich von Anfang an zu sperren. Genau das rate ich Ihnen: Geben sie Allen Carr die Chance, Ihnen seine Methode zu erklären. Ziehen Sie in Erwägung, das Buch „Endlich Nichtraucher" zu lesen. Sie haben nichts zu verlieren.
- Seien Sie sich bewusst, dass es viele andere Menschen auch geschafft haben, sich vom Rauchen zu verabschieden.

- Beobachten Sie andere Raucher, in welchen Situationen sie rauchen.
- Achten Sie auf Ihr eigenes Raucherverhalten.
- Stellen Sie sich die Frage: <u>Warum</u> rauche <u>ich</u>?
- Recherchieren Sie über das Rauchen im Allgemeinen.
- Seien Sie sich im Klaren darüber, dass eigentlich jede erwachsene Person schon einmal versucht hat, mit dem Rauchen aufzuhören. Seien Sie sich bewusst, dass Sie ohne Nikotin, keine Zigaretten rauchen würden. Es ist allein das Nikotin und natürlich die psychologische Abhängigkeit, die Sie an der Zigarette hält.
- Was ich mit der psychologischen Abhängigkeit meine? Die unzähligen Situationen, die Sie mit der Zigarette in Verbindung setzen, und aber auch die Rituale, etwas in der Hand während des Redens halten zu müssen, etwas in den Mund zu stecken, während des Zuhörens oder Nichtstuns usw.
- Sie brauchen keine nikotinhaltigen *Ersatzmittel (*Nikotinspray, Nikotinpflaster, Nikotin-Lutschtabletten etc.; lesen Sie bitte nochmals das Kapitel „Der Ersatz").
- Die psychologische Abhängigkeit fällt, sobald Sie <u>begriffen</u> haben, dass es eigentlich Blödsinn ist, etwas zu machen, von dem die meisten Erwachsenen sich wünschten, nie-

mals damit angefangen zu haben und am liebsten aufhören würden.

- Seien Sie mutig und tun Sie einfach den ersten Schritt! Sie werden feststellen, dass nur die Vorstellung davon angsteinflössend ist! Es kostet Überwindung, den ersten Schritt zu wagen, also diese eine Zigarette als die letzte, die Sie jemals rauchen werden, anzusehen. Jedoch, glauben Sie mir: Sie werden dafür belohnt werden.

33. Tag 135 als Nichtraucher 1.1.2018

Ich hoffe, dass Sie gut in das neue Jahr gekommen sind. Auch wenn es sich dabei nur um eine Zahl handelt und jeder Tag etwas Besonderes sein sollte, so denke ich, dass dennoch ein neues Jahr etwas Spezielles ist. Die Erde hat sich einmal mehr um die Sonne gedreht. Auf das Rauchen bezogen finde ich speziell, dass die Vorsätze, mit dem Rauchen aufzuhören, besonders gross sind. Und nicht zuletzt, die Werbungen dazu beitragen. Ist Ihnen schon mal aufgefallen wie viele Werbungen z. B. von Nikotinspray oder aber auch Nikotinpflaster zu diesem Zeitpunkt ausgestrahlt werden? Zufall? Ich denke nicht! Warum werden nikotinhaltige Produkte angeboten und nicht z. B. Allen Carr`s „Endlich Nichtraucher" Buch? Kann es sein, dass jemand gar nicht möchte, dass die Raucher wirklich frei sind vom Nikotin? Verschwörungs-Theorie? Ja, vielleicht. Aber es lohnt sich, mit diesem Gedanken zu spielen. Ich denke nicht, dass ein Mensch weiterhin auf das Nikotin, angewiesen sein sollte. Ich rate Ihnen dass Sie sich informieren sollten, was genau das Nikotin ist. Ich denke, dass Sie dann nochmals überdenken, ob ein Nikotinpflaster oder Spray oder was auch immer wirklich notwendig wäre.

Ich möchte Ihnen nachträglich eine kleine Geschichte, die sich an Weihnachten zugetragen hatte, erzählen: Weihnachten ist für mich ein Fest der Liebe, ein Fest, an dem nahe Familienmitglieder zusammenkommen, um gemeinsam ein besinnliches Weihnachten zu erleben. Daher müssen Sie Verständnis haben, dass ich hier nicht ins Detail gehen werde. Jedenfalls fanden unter anderem ein paar kleinere Unterhaltungen übers Rauchen, die ich unbedingt in mein Buch übernehmen musste, statt.

(*Ich kursiv geschrieben*):

Aline: Hast du immer noch kein Verlangen nach einer Zigarette?

Nein, nicht im Geringsten.

Aline: Ich habe letztens eine Zigarette probiert, diese aber kurz darauf weggeworfen, sie schmeckte mir nicht.

Kann ich mir vorstellen, dass sie widerlich war, aber das ist normal, auch wenn die Psyche meint, dass die Zigarette doch so gut wäre. Ich meine, du hast ja Monate nicht mehr geraucht. Aber du musst aufpassen, es gibt diese eine Zigarette nicht, aus einer werden bald zwei und bald sind es wieder 20 am Tag. Hast du es schon mit einer nikotinfreien e-Zigarette probiert? Ich meine, es ist besser an der zu ziehen, wenn dein Verlangen aufkommt, als an einer stinkenden Zigarette?

Aline: Ich rauchte nur meine Marke. Eine andere würde ich nicht rauchen. Also eine e-Zigarette, nein.

Ich lasse diese Konversation so im Raum stehen.

Für mich ist ein Warnsignal vorhanden, wenn ein Ex- Raucher nach einiger Zeit wieder „eine" Zigarette probieren will. Vielleicht mögen Sie sich noch erinnern, als Sie Ihre allererste Zigarette geraucht oder vielmehr gepafft haben? Hat sie Ihnen geschmeckt? Fanden Sie sie vielleicht eher widerlich? Ich vermute mal eher das Zweitgenannte. Genau dies ist ja unter anderem so verhärtend. Glauben Sie mir, als ich nach ein paar Jahren als Nichtraucher wieder angefangen habe Schischa zu rauchen und danach mit Zigarillos paffen – es war nur eine Frage der Zeit, bis ich wieder zu den Zigaretten griff. Das psychologische Monster in mir drin hatte ich wiedererweckt, schon bevor ich meine Zigaretten rauchte. Als ich dann an den Zigaretten zog, verstrichen lediglich ein paar Wochen, bis

154

ich wieder voll süchtig war und täglich zig Zigaretten inhalieren musste.

34. Beobachtungen der Raucher (Echtzeit) Teil 3:

Mit meinen Beobachtungen möchte ich mich nicht über einen Raucher belustigen, sondern ihm nur vor Augen führen, dass das Rauchen kein Genuss, sondern eine Sucht ist.

Alexandra und ich befinden uns in einem Park. Dick eingemummelt in Winterklamotten, gehen wir also den Weg entlang, als ich plötzlich Musik höre. Sie scheint immer lauter zu werden, bis uns dann ein Teenager, schätzungsweise 16 Jahre alt, in einem zügigen Gang überholt hatte. Die Musik, die ich bis anhin nicht zuordnen konnte erhielt ein Gesicht. In seiner linken Hand ein Smartphone, aus dem die ohrenbetäubende, fast nervende Musik dröhnte. In der rechten Hand hielt er eine Zigarette, die er in gleichmässigen Abständen zum Mund führte, um daran zu ziehen. Ich dachte mir, dass dieser Teenager genau richtig wäre für meine Raucherbeobachtungen. Das Interessante an der Beobachtung: Er war nur mit einem Pullover bekleidet. Ich muss erwähnen, dass die Aussentemperaturen um die fünf Grad Celsius betrugen. Alexandra meinte zu mir: „Er läuft rum, als ob er unsterblich wäre".

Als ich noch 16 Jahre alt war, dachte ich nicht an meine Sterblichkeit. Während meine Alkoholeskapaden oder während ich meine unzähligen Zigaretten rauchte, dachte ich nie daran, dass genau der nächste Drink oder genau diese eine Zigarette eine tödliche Krankheit bei mir auslösen könnte. Ich belächelte die vielen Erwachsenen, die mich mit ihren gut gemeinten Ratschlägen warnen wollten. Selbst wenn ich zu dem Teenager hingegangen wäre, ihn gefragt hätte, warum er rauche, hätte es vermutlich nichts gebracht.

2. Als ich neulich aus der Bahn ausstieg und an einem Shop vorbeilief, sprach mich ein Junge an:

Junge: „Hey, könnten Sie für mich Zigaretten kaufen gehen? Ich bekomme Sie nicht vom Verkäufer."

Er griff im selben Moment in seine Jackentasche und wollte mir schon Geld aushändigen. Beim genaueren Betrachten, so denke ich, dass der Junge noch keine 16 Jahre alt war.

(Ich kursiv geschrieben):

„Nein, das kann ich nicht."

Junge: „Warum nicht?"

In meinem Kopf setzte sich eine Gedankenflut in Gang. Ich hätte ihn am liebsten darüber informiert, dass das Rauchen eine Illusion ist. Dass er bestimmt in absehbarer Zeit einen Versuch starten würde, mit dem Rauchen aufzuhören, da er realisiert hätte, dass es nicht das ist, für das er es hält. Doch meine Gedanken waren nicht so schnell wie meine Worte.)

156

„Weil es nicht gesund ist."

Junge: „Meine Eltern wissen, dass ich rauche."

„Mag sein, doch ich möchte nicht."

Ich lief von ihm weg und er redete immer noch auf mich ein. Ich drehte mich um, zeigte meinen Zeigefinger in seine Richtung und verkündete wie ein halb Verrückter:

„Informier dich über das Rauchen."

Sein unmissverständlicher Blick zeigte mir, dass der Schuss nach hinten losgegangen war.

Fazit: Auf der einen Seite wollte ich seinem Wunsch nachkommen und ihm die Zigaretten kaufen, doch auf der anderen Seite auch nicht.

- 1. Ich könnte mich strafbar machen, wenn ich einem Minderjährigen Zigaretten kaufen würde.
- 2. Ich kam mir so was von überrumpelt vor, dass ich ihm leider keine schlaue oder bessere Antwort geben konnte.
- 3. Der Junge ist auch nur ein Teenager, der genau so wie ich mal einer war, der raucht, weil es cool erscheint oder es Erwachsen machen würde. Oder besser gesagt: Einfach nur süchtig ist und Zigaretten braucht.

Ich kam mir vor wie ein so genannter Erwachsener, der das Rauchen verbieten möchte und auf der Gesundheitsschiene versuchen würde, dem Teenager die Augen zu öffnen. Doch mit dem Satz, dass er sich informieren solle, habe ich nicht die gesundheitlichen Aspekte gemeint, sondern dass er sich über das Rauchen an sich informieren sollte.

35. Tag 157 als Nichtraucher 23.1.2018

Eigentlich wollte ich an meinem 150. Tag als Nichtraucher in meinem Buch meine Freude die ich empfinde, dass ich seit 150 Tagen Unglaubliches erfahre, ausdrücken. Doch es kam anders. Ich holte mir eine Grippe ein, keine Vorwarnung, alles ging sehr abrupt vonstatten. Morgens war ich noch voller Lebensgeister und guter Dinge, jedoch spät am Abend knallte es so richtig und ich merkte schlagartig, wie mir so zusagen die Energie wie von einem Vampir ausgesaugt wurde und ich mich nicht in der Lage fühlte, an meinem 150. Tag ein paar Zeilen zu verfassen. An dieser Stelle denke ich, dass ich nichts weiter erläutern muss. Ich verbrachte ein paar Tage im Bett. Auch im jetzigen Augenblick, wo ich diese Zeilen verfasse, bin ich noch nicht ganz gesund. Ich fühle mich selbst nach sieben Tagen noch nicht in Höchstform, besonders abends (genau jetzt) merke ich, dass ich noch etwas geschwächt bin. Ich möchte Ihnen in diesem Zusammenhang jedoch mitteilen, dass ich auch diesmal einen Husten, so quasi als „Zückerchen" der Grippe, mit auf den Weg bekommen habe. Jetzt könnte es spannend werden, wie der Verlauf meines Hustens weiterhin verläuft. Werde ich, obwohl ich nicht mehr rauche, zwei bis drei Monate an meinem Husten leiden? Oder hatte damals das

Rauchen gar keinen Einfluss auf den Verlauf meines Hustens? Ich werde den weiteren Verlauf zeitlich festhalten. Krank sein ist doof. Jedoch denke ich, haben solche Erlebnisse auch Vorteile. Wenn man richtig krank ist, dann ist einem alles Wurst, man möchte einfach nur gesund werden! Um diesen Satz noch näher zu verdeutlichen: Durch meine Grippe wurde mir wieder einmal bewusst, was im Leben eigentlich wirklich zählt und das ist die Gesundheit. Erinnern Sie sich noch, als Sie so richtig krank waren und Ihre Tage in der Horizontalen verbracht haben? Sie sich nur noch erschöpft, kraftlos und erledigt fühlten? Sie jede kleinste, ansonsten selbstverständliche Aufgabe ihnen grosse Mühe gemacht hat? Was wünschten Sie sich dann? Eine Playstation? Nein, ich denke nicht. Natürlich wollten Sie gesund werden, Ihre alte Stärke wiedererlangen. Auf was möchte ich hinaus? Ganz einfach: Ich denke, dass mein ungewöhnlich langanhaltender Husten, aber auch die Schmerzen, die mich durch diese Zeit begleiteten, der Antrieb, mein Antrieb waren, dass ich etwas ändern wollte bzw. musste! Ein Monat Husten: akzeptabel. drei Monate Husten: auch akzeptabel. Aber drei Jahre hintereinander und bis zu drei Monaten Husten trotz diverser Hustensäfte, Arztbesuche etc. Dies machte mir Angst! Wie lange werde ich mich noch vergiften können? Es ist doch kein Genuss, sich nach jeder gerauchten Zigarette fast zu Tode zu husten. Wissen Sie jetzt, worauf ich hinaus möchte?

Ich wollte gesund werden!

Das Rauchen ist für mich, symbolisch betrachtet, die Grippe, von der ich genesen wollte, ich aber nicht wusste, wie es gehen sollte, da ich Angst hatte! Erst durch meine Recherchen und das Buch „Endlich Nichtraucher" entfachte sich ein Feuer in mir, das mir aufzeigte, wo ein Weg ist! Der Weg, gesund zu werden! Der Weg zur Freiheit! Der Weg zum Leben! Sie müssten mich jetzt in diesem Augenblick sehen. Trotz meiner noch nicht ganz wieder gefundenen Kräften wurde es jetzt ziemlich emotional in meinen Augen!

36. Was habe ich jetzt unterdessen begriffen, was ich vorher noch nicht wusste?

Diese Frage wurde mir schon oft gestellt, seit ich nicht mehr rauche und ich möchte Ihnen deshalb meine persönliche Antwort nicht vorenthalten.

Ich liess mich von Menschen, die anscheinend zu 0,0 % darunter zu leiden scheinen, dass sie nicht mehr rauchen, inspirieren. So nach dem Motto: Ich muss das Rad nicht neu erfinden, ich muss mich lediglich frei machen, um Neues an mich zu lassen. Als ich noch geraucht und ich bspw. ein Projekt getätigt habe, bei dem ich bei der Sache sein musste und meine Konzentration daher gefordert war, wurde ich nach einem gewissen Zeitraum merklich unkonzentrierter. Fehler schlichen sich ein und ich konnte meine Aufmerksamkeit nicht mehr zu 100 % auf das Projekt übertragen. Ich musste dann eine rauchen, damit es mir *besser* ging und ich mich dem Projekt wieder weiter zuwenden konnte. Doch was habe ich da jetzt begriffen? Stellen Sie sich vor, sie müssten an Ihrem PC einen Text abtippen. Stellen Sie sich vor, dass Sie einige Stunden nichts gegessen hätten und Sie dementsprechend einen leeren Magen haben und so langsam ein Knurren des Magens sich bemerkbar macht. Je länger Sie das Gefühl ignorieren, umso mehr lenkt es Sie ab vom Abtippen des Textes. Irgendwann wären Sie so abgelenkt und das Gefühl wäre so gross, dass Sie dem Verlangen nachgehen und eine Kleinigkeit essen – nur, damit das ablenkende Gefühl nach Nahrung aufhört und Sie sich wieder zu 100 % auf Ihren Text konzentrieren könnten. Jetzt stellen Sie sich die Geschichte, die ich Ihnen kurz in meinem Beispiel erläutert habe, ein wenig anders vor: Anstatt des aufkommenden Hungergefühls stellen Sie sich ein aufkommendes Gieren von Nikotin, sprich nach einer Zigarette vor. Genauso wie das Hungergefühl Sie aus Ihrer Konzentration gebracht hat, genauso bringt Sie das Gieren nach einer Zigarette aus der Fassung. Mit dem Unterschied, dass das Hungergefühl auf einer überlebenswichtigen Signalisierung beruht und die Zigarette nicht. <u>Eine Illusion!</u>

Oder: Als ich mit Freunden ins Kino ging (noch als Raucher), da rauchte ich meistens vor dem Kinogebäude zwei Zigaretten nacheinander. Warum? Stellen Sie sich vor, Ihr Mobiltelefon hätte einen niedrigen Akkustand. Sie sehen vor dem Kinogebäude eine Lademöglichkeit, also eine Steckdose, mit der Sie Ihr Mobiltelefon noch aufladen könnten. Falls Sie diese Möglichkeit nicht nutzen würden, könnte es sein, dass für mehrere Stunden keine Stromquelle mehr auffindbar wäre und Ihr Mobiltelefon sich auf den Stromsparmodus einstellen würde und somit nicht mehr richtig funktionsfähig wäre. Würden Sie Ihr Mobiltelefon aufladen? Was ich damit verdeutlichen möchte, ist: Als ich rauchte, war ich stets bestrebt (meistens unbewusst), meinen Nikotinpegel aufrechtzuerhalten und zu füllen. Falls ich dann, wie in diesem Kinobesuch-Beispiel, auf <u>nicht</u> vorhersehbare Zeit nicht rauchen konnte, wurde ich nervös und ich musste auf Vorrat rauchen. <u>Eine Illusion!</u>

Oder: Ich kann mich noch bestens daran erinnern, als in einer neuen Arbeitsstelle mein erster Arbeitstag bevorstand. Ich war nervös und kribbelig. Doch kam auch ein Stressfaktor hinzu, den ein Nichtraucher gar nicht kennt:

- Wann kann ich die nächste Zigarette rauchen?
- Gibt es einen Pausen-/Raucherraum?
- Muss ich ausstempeln, wenn ich eine rauchen gehe?
- Wann sind die Pausenzeiten (damit ich wieder eine rauchen kann)? usw.

Also allmählich schlich sich ein Stressfaktor ein, der eigentlich gar nicht sein musste. Stellen sie sich vor, einem Nichtraucher steht etwas Unvorhersehbares bevor. Um bei dem Beispiel zu bleiben, ein erster Arbeitstag. Er wäre sicherlich auch genauso nervös. Der Nichtraucher allerdings würde niemals einen Gedanken daran verschwenden:

- Wann kann ich Pause machen?
- Kann ich die Pause im Freien absolvieren?
- Muss ich ausstempeln, wenn ich eine Pause einlege?

Also folglich muss <u>nur</u> ein Raucher den zusätzlichen Stressfaktor auf seinen Schultern tragen. Es ist sozusagen ein selbst auferlegter Stress. Er muss sich damit auseinandersetzen, wo und wann er rauchen kann, weil er schlichtweg ohne die diversen Pausenzeiten (Raucherzeiten) nicht in der Lage wäre, den Arbeitstag zu meistern. Folglich muss er wissen, wann er seine Sucht befriedigen kann, um sich so zu fühlen, wie ein Nichtraucher sich die ganze Zeit fühlt. Ich fühlte mich also gestresster und nach der dann gerauchten Zigarette fühlte ich mich besser. Ausgelöst wurde der Stressfaktor nur, weil ich Raucher war! <u>Eine Illusion!</u>

Oder: Wenn ich die Uhr etwa zwei Jahre zurückdrehen würde, dann könnte ich meinem früheren <u>Ich</u> zusehen, wie es damals zum wiederholten Mal angefangen hat, die Zigaretten zu reduzieren.

Oftmals nahm ich mir vor, meinen Zigarettenkonsum zu reduzieren, sobald ich wieder bemerkt habe, dass ich zu viel geraucht habe. Aber auch gesundheitliche Beschwerden machten sich bemerkbar. Daher reduzierte ich meinen Konsum.

Da schaukelte sich aber ein unerwartetes Problem hoch, das ich Ihnen anhand des folgenden Beispiels erklären möchte:

Sie haben sicherlich schon mal von der Redewendung „Weniger ist mehr" gehört? Stellen Sie sich vor, Sie würden 20-mal im Monat in Ihre Lieblings-Pizzeria um die Ecke gehen. Ihnen würde das Ausgehen, die Bedienung in der Pizzeria oder das Ambiente vermutlich mit der Zeit als selbstverständlich vorkommen. Jetzt drehen wir das Blatt, stellen Sie sich vor, wie es wäre, wenn Sie ab jetzt nur noch einmal im Monat in Ihre Lieblings-Pizzeria gehen, um Ihre Lieblingsspeise zu geniessen. Wäre der Genuss nicht unbeschreiblich? Wäre es nicht eine Art Belohnung, wenn Sie nach so langer Zeit oder wie ich es jetzt nenne, „Entbehrung", sich eine Pizza gönnen zu dürften? Ich möchte Ihnen damit klarmachen, dass ich bei mir folgendes festgestellt habe: Jedes Mal, wenn ich meinen Zigarettenkonsum eingeschränkt hatte, sind die Zigaretten *wertvoller* und auch *genussvoller* für mich geworden. Warum? Weil ich eine so genannte Durststrecke aushalten musste. Je weniger ich rauchte, umso mehr *genoss* ich scheinbar die Zigaretten. Die Entzugssymptome zogen sich in die Länge und wurden

164

immer stärker, bis ich dann eine rauchte und meine innere Unruhe sich wieder eingestellt hatte. Ich belohnte mich so zusagen selbst. Die Zigarette war wertvoller, da sie mir merklich mehr zu helfen vermochte. <u>Eine Illusion</u>

Zusammenfassend kann ich anhand der Beispiele sagen, dass Zigaretten weder bei der Konzentration noch in einer Stresssituation helfen. Wenn ich nicht nikotinabhängig bin, dann helfen mir illusorisch auch die Zigaretten nicht! Ich könnte Ihnen noch unzählige weitere Beispiele liefern, jedoch denke ich, dass Sie mich verstanden haben und zwar, dass das Rauchen eine reine <u>Illusion</u> ist, die uns vorgaukelt, dass, wenn wir rauchen, es uns besser geht. In Wirklichkeit stellen wir nur die Entzugserscheinungen ab, die uns als Raucher ständig begleiten und immer wieder aufs Neue durch die Zigarette hervorgerufen werden. Paradox das Ganze, denn durch die gerauchte Zigarette fühlen wir uns merklich *besser*, jedoch zeitgleich wird durch diese gerauchte Zigarette eine neue Entzugsperiode in Gang gesetzt. Also eine Endlosschlaufe, die sich immer und immer wiederholt. Warum das Ganze? Damit der Raucher sich so fühlen kann, wie ein Nichtraucher sich die ganze Zeit fühlt. Im Klartext: Der Raucher möchte eigentlich nicht rauchen.

Ein Beispiel: Das Rauchen einer Zigarette ist in etwa so, als würden Sie sich dauernd in einem Brennnesselfeld aufhalten, um dann im Anschluss, also in der Zeit in der Sie eine rauchen, aus dem brennenden Feld zu entfliehen, um zu fühlen und zu spüren, dass es sich um einiges besser anfühlt, wenn man aus den brennenden Nesseln heraus ist. Folglich um zu spüren, dass man sich doch besser fühlt, wenn man <u>nicht</u> ständig die innere Unruhe in sich hat, die einem rauchen, rauchen, rauchen, rauchen, rauchen, rauchen, rauchen eintrichtert.

Ich habe anfangs in meinem Buch von dem Knopf geschrieben, den ein Raucher am liebsten drücken würde, wenn es ihn nur gäbe, und er sich sozusagen vor seine allererste Zigarette zurück *drückt*. Ich behaupte, dass alle den Knopf drücken würden! Würde Rauchen wahrhaftig gegen alles helfen (Stress, Langeweile, Entspannung etc.), dann wäre Nikotin ja das Wundermittel überhaupt und man würde Nikotin auch Menschen verabreichen, die in ihrem bisherigen Leben noch niemals gerauchet haben. Man würde Nikotin in Tabletten verabreichen. Ja, mir ist bewusst, dass es solche Tabletten bereits gibt. Ist es aber nicht verwunderlich, dass diese <u>Tabletten</u> nur Personen einnehmen, die nikotinabhängig sind? Sprich Personen, die mithilfe dieser Tabletten mit dem Rauchen aufhören wollen? Also ist es ein Nikotinersatzprodukt. Also ist dieses vermeintliche Wundermittel namens Nikotin gar nicht für alle Menschen bestimmt. Selbstverständlich nicht! Weil dieses so genannte Wundermittel ein Nervengift ist und stark abhängig macht! Zuletzt muss ich noch anmerken, dass das Nikotin anscheinend die Dopaminmenge im Gehirn erhöhen sollte, also das Glücksempfinden. Ich persönlich hatte nie diese Erfahrung gemacht und bin nach wie vor davon überzeugt, dass nicht das vermeintliche Erhöhen der Dopaminmenge für das sich Besser-fühlen-Gefühl verantwortlich ist, sondern die Entzugssymptome, die durch die gerauchte Zigarette reduziert werden, also durch das Ersetzen von neuem Nikotin und natürlich den aberhunderten Zusatzstoffen. Ich kann mich nur wiederholen: Ich fühle mich besser, seit ich nicht mehr von diesem widerlichen Kraut abhängig bin!

Der Raucher raucht, um an das Nikotin zu kommen und schlussendlich sich so zu fühlen, wie ein Nichtraucher sich die ganze Zeit schon fühlt, oder in andere Worten gekleidet: Der Raucher möchte sich so fühlen, wie er sich gefühlt hat, bevor er seine allererste Zigarette geraucht hatte. Ich persönlich hatte mir diese Frage oft gestellt: Warum inhaliere ich diesen Rauch? Bis zu meinem 13. Lebensjahr brauchte ich diese täglichen Zwänge auch nicht zu praktizieren. Ich war süchtig! Psychologisch und physiologisch!

37. Beobachtungen der Raucher (Echtzeit) Teil 4:

Mit meinen Beobachtungen möchte ich mich nicht über einen Raucher belustigen, sondern ihm nur vor Augen führen, dass das Rauchen kein Genuss, sondern eine Sucht ist.

Winterzeit gleich Erkältungszeit. Egal, an welchem Ort ich mich aufhalte, von irgendwo her ertönt ein nicht überhörbarer Husten, meist gefolgt von einem Schnäuzen der Nase. Ich sitze in der Bahn und vertreibe mir die Zeit, bis die Bahn losfährt, mit meinem Tagebuch. Noch etwa fünf Minuten, dann sollte die Bahn losfahren, denke ich im Stillen. In Eile schweift eine Gruppe Teenager an dem Sitzabteil vorbei, in dem ich es mir gemütlich gemacht habe. Es macht den Anschein, dass sie rennen mussten, um diese Bahn nicht zu verpassen. Ich versuche weiterhin in meiner Konzentration zu bleiben, werde jedoch abgelenkt von den lauten Stimmen und Geräuschen der Teenager. Ich fange an, mit einem Ohr zuzuhören. Wobei ich zu diesem Zeitpunkt erwähnen möchte, dass ein Teenager aus der Gruppe ständig gehustet hat.

Der eine Teenager zum anderen:
"Hey geht es, man?"
„Ja, habe halt eine Raucherlunge." *hust*, *hust*
„Ha, ha, ha."

An dieser Stelle möchte ich sagen, dass mir der Teenager ausgesprochen leidgetan hatte. Ich denke nicht, dass er eine „Raucherlunge" hat. Dennoch hat ihm der Husten mehr zugefügt als einem Nichtraucher in seinem Alter. Ein Teenager in diesem Alter hat oftmals noch keine nennenswerten Beschwerden, die auf das Rauchen zurückzuführen sind. Als ich damals, nachdem ich das Rauchen, für ca. fünf Jahre *aufgegeben* hatte, gleich ein paar Tage darauf einen Lungentest gemacht hatte, kam als Ergebnis heraus, dass ich eine genauso gute Lungenkapazität habe wie ein Nichtraucher meines Alters. Ich möchte damit nicht sagen, dass ein Teenager unverwüstlich ist und ihm das Rauchen nichts anhaben kann. Im Gegenteil. Doch fühlt sich ein Teenager meist unverwüstlich und unbesiegbar in dem Alter und dies ist bedenklich und meines Erachtens das Problem an der Sache. Hätte ich in dieser Situation meine Stimme erhoben und dem Teenager eine Moralpredigt gehalten, dann hätte es vermutlich nicht mehr gebracht, als wenn ich einer Katze gesagt hätte, sie solle aufhören, sich die Krallen zu wetzen. Ein natürlicher Instinkt ist es halt, dass ein Jugendlicher meist in dem Glauben ist, erwachsener zu sein als die Erwachsenen.

2. Diese Beobachtung geht eher in die Richtung Feststellung, die ich vor ein paar Jahren gemacht hatte, als ich ca. fünf Jahre nicht mehr geraucht hatte, ich jedoch damals diesen Vorkommnissen nicht gross Aufmerksamkeit geschenkt hatte und ich diese Sache heute in einem ganz anderen Licht betrachte. Als damals ein Freund von mir, ein Raucher, sich die Mandeln rausschneiden lassen musste, konnte er sicherlich gut zwei Wochen nicht mehr rauchen. Es wurde ihm sogar von seinem Arzt untersagt. Hat er nach seiner Genesung mit dem Rauchen aufgehört? Nein! Seine Aussage war ungefähr: „Auch wenn ich jetzt eine gewisse Zeit nicht mehr rauchen kann, rauche ich, sobald ich mich auskuriert habe. Ich lasse mir den Ruhm nicht nehmen. Irgendwann höre ich dann schon auf." (So ähnlich waren seine Worte). Fazit: Obwohl er die Chance bekommen hatte, ganz von den Zigaretten loszukommen, tat er es nicht. Den physischen Entzug hatte er mit Sicherheit längs kuriert. Jedoch hatte er den psychischen Entzug keineswegs überwunden. Ob jemand Ramadan macht und sich deshalb diszipliniert in Raucherabstinenz übt oder eine Frau schwanger ist und auch sie willensstark bleibt und erst wieder raucht, wenn das Baby das Licht der Welt erblickt hat, kommt am Ende auf das Gleiche an. Mein damaliger Freund hatte sich doch innerlich schon die ganze Zeit auf den Moment gefreut, wieder rauchen zu können.

38. Tag 168 als Nichtraucher 3.2.2018

Morgen feiert meine Schwester Dora ihren Geburtstag. Die Idee ist, dass, sagen wir mal drei Hand voll Leute sich treffen, um feiern zu gehen. Ich möchte mich aber nicht mit der Feier an sich beschäftigen, sondern mit den mir vielleicht bevorstehenden Situationen. Ich bin jetzt schon sehr gespannt auch neugierig darauf, wie es Dora seit ihrem Rauchstopp ergangen ist und ob weitere Menschen aus meinem Umfeld von sich aus merken, dass ich nicht mehr rauche und ob sich vielleicht ein spannendes Gespräch bezüglich meines Nichtraucherdaseins entwickelt.

Tag 169 als Nichtraucher 4.2.2018

Die Feier war prima. Ich wurde auch von einer Bekannten angesprochen, ob ich denn nicht mehr rauche. Sie gratulierte mir. Ich bedankte mich bei ihr. Ich für meinen Teil freute mich sicherlich über ihre Glückwünsche und im selben Atemzug war es für mich wie erneut eine Bestätigung und Wohltat zugleich, dass ich nicht mehr rauchen muss, denn: Als das kurze Gespräch beendet war, schnappte Sie sich ihre Zigaretten und begab sich nach draussen, um zu rauchen und Sie musste dafür zwei Stockwerke nach unten laufen, weil auf dieser Ebene Rauchverbot herrschte. Ich glaube im Nachhinein, dass Sie mich nur gefragt hatte, damit Sie Gewissheit hat, ob Sie denn jetzt wirklich alleine nach draussen in die Kälte gehen muss, um zu rauchen. Sie hatte dann aber zu ihrem Glück doch noch eine Mitstreiterin gefunden, die ebenfalls Raucherin ist.

Tag 172 als Nichtraucher 7.2.2018

Es ist wie ein Wunder. Mein Husten ist komplett verschwunden. Nach nicht einmal vier Wochen. Für mich ist dies der persönliche Beweis dafür, dass mein Zigarettenkonsum für meinen lang anhaltenden Husten verantwortlich war. Haben sich meine Lunge, meine Bronchien etwa regeneriert? Ach, was weiss ich, jedenfalls fühle ich mich um ein Weiteres darin bestärkt, dass ich vor genau 172 Tagen genau das Richtige getan zu haben.

Tag 175 als Nichtraucher 10.2.2018

Alexandra und ich fuhren mit der Bahn in den Urlaub. Genauer gesagt, nach Berlin. Dort waren wir schon zweimal und das eine mal habe ich auch darüber berichtet, wie schwer es für mich war, diese lange Bahnfahrt als Raucher zu überstehen. Ich meine, es sind immerhin um die sieben Stunden, ohne rauchen zu können. Für mich war es diesmal ganz entspannt. Ich konnte die Fahrt geniessen und meinen Beschäftigungen nachgehen, ohne ständig einen Quälgeist in meinem Kopf zu ertragen, der mir ständig rauchen, rauchen, rauchen einhämmert.

Tag 181 als Nichtraucher 16.2.2018

Die Eltern von Alexandra wissen jetzt, dass ich nicht mehr rauche! Alexandra hatte es ihren Eltern mitgeteilt. Sie waren überrascht und ein wenig positiv irritiert, aber freuten sich für mich! Ich bin nun froh, dass sie wissen, dass ich nicht mehr rauche. Zwar kann ich jetzt nie erfahren, wann und ob sie es von sich selbst gemerkt hätten, dass ich nicht mehr rauche, aber dieser Moment ist auch bei meiner Mutter so eingetroffen. Sie hat die Botschaft auch vernommen. Jedenfalls wissen es jetzt, bis auf Andreas (Tag 55 als Nichtraucher), alle Menschen die mir sehr nahe stehen und dies freut mich unheimlich.

Tag 189 als Nichtraucher 24.2.2018

Auf der Bahnfahrt nach Berlin habe ich, um mich zu beschäftigen, das Buch von Dr. Stefan Frädrich „Günter, der innere Schweinehund, wird Nichtraucher" gelesen. Ich möchte jetzt nicht sagen: „*Günter* versus Endlich Nichtraucher", im Gegenteil, meiner Meinung nach vertreten diese Menschen sehr ähnliche Ansichten im Hinblick auf das Rauchen. Ob ich jetzt durch Dr. Frädrichs Buch auch diese, ich nenn es mal Erleuchtung, erfahren hätte oder nicht, dass weiss ich nicht, kann gut sein. Ich habe jedoch meinen Absprung mehr oder weniger durch die Allen Carr-Methode erreicht. Allen Carr fordert den Leser in dem Buch „Endlich Nichtraucher" dazu auf, ganz bewusst sechs Züge aus einer Zigarette zu inhalieren um zu schmecken, zu riechen, einfach, um den scheinbaren *Genuss* wahrzunehmen. Bewusst zu rauchen und dabei aufmerksam innezuhalten. Dr. Frädrich fordert in seinem Buch den Leser ebenfalls zu einem Experiment auf: Man solle die Symptome, die nach einiger Zeit nach dem Ausdrücken der gerauchten Zigarette entstehen, aufmerksam verfolgen und spüren. Er erwähnt auch, dass es von Mensch zu Mensch unterschiedlich lang dauern könnte, bis man die Symptome, also die leicht anfangenden Entzugserscheinungen, am eigenen Leib, vielleicht das erste Mal in seinem Leben, <u>bewusst</u> wahrnimmt und spürt. Dieses Experiment gefiel mir sehr gut! Somit kann ein Raucher am eignen Leib bewusst spüren, was eigentlich die ganze Zeit passiert. Selbstverständlich fand ich nicht nur dieses Experiment genial. Machen Sie sich Ihr eigenes Bild und lesen Sie auch dieses Buch. Sie werden es nicht bereuen, versprochen.

Tag 193 als Nichtraucher 28.2.2018

Auf der Arbeit bekam ich ein Gespräch mit. Natürlich ging es dabei um das Rauchen. Ein Mitarbeiter verkündete, dass er ab heute nicht mehr rauchen werde. Er hätte Jahrzehnte geraucht und es hätten sich gesundheitliche Beschwerden bemerkbar gemacht. Eine gewagte Ansprache und schon folgten die ersten „guten" Ratschläge:

- Besser jetzt wie nie.
- Das Rauchen *aufgeben* ist immer gut
- Du musst jetzt Kaugummi kauen und Bonbons zu dir nehmen, ohne geht es nicht.
- Du musst jetzt ja nicht zu viel ans Essen denken, damit du nicht zunimmst.
- Nehme nikotinhaltige Ersatzpräparate zu Hilfe.

Mein Fazit: Ich war der freundliche Zuhörer von neben an. Es sprudelte förmlich in mir. Jedoch beliess ich es dabei still zu sein und einfach nur zu hören, was gesprochen wurde. Ich finde es ausgesprochen interessant, wie sehr es doch verbreitet ist, dass man unbedingt *Kaugummis* oder einen anderen *Ersatz* benötigen soll, oder ab jetzt nur nicht zu viel und ständig Nahrung zu sich zu nehmen. Meine Meinung zum Thema *Ersatz* habe ich in einem vorangegangenen Kapitel bereits erwähnt.

Mir ist (noch) nicht bekannt, mit welcher Motivation oder Methode dieser Mann seinen Weg als zukünftige Nichtraucher gehen wird, deshalb kann ich nicht sagen, ob seine Aussage gewagt ist oder mit „wie in Stein gemeisselt" daherkommt. Ich hoffe, dass er seinen Weg gehen kann und falls ich doch noch mit ihm ins Gespräch kommen sollte, dann empfehle ich ihm Allen Carr`s Buch; „Endlich Nichtraucher" oder aber Dr Frädrich`s Buch „Günter, der innere Schweinehund, wird Nichtraucher".

Tag 200 als Nichtraucher 7.3.2018

Auf meinem Weg als Nichtraucher habe ich so manche Veränderungen durchlebt. Obwohl für mich schon, <u>bevor</u> ich meine letzte Zigarette ausgedrückt hatte klar war, dass ich es wirklich mache und ich mich bereits ständig freier gefühlt habe, erlebte ich bis anhin eine unglaubliche und unerwartete positive Entwicklung, die in mir stattgefunden hatte.

Es ist jetzt mittlerweile 200 Tage her, seit ich meine letzte Zigarette geraucht habe. Wow! Ich bin unglaublich stolz auf mich! Wenn ich an meinem Buch nicht schreiben würde und somit täglich mehrmals mit dem Thema Rauchen konfrontiert wäre, dann würde ich höchstwahrscheinlich nur noch für Bruchteile daran erinnert werden, dass ich jemals die ängstliche Überzeugung vertreten hatte, dass ich mir ein Leben <u>ohne</u> Zigaretten nicht mehr vorstellen könnte! Unglaublich, diese Entwicklung. Ich bin sehr oft und intensiv in mich gegangen und nicht zuletzt ist das Schreiben an meinem Buch für meine ausführliche Reflexion verantwortlich.

39. Was bedeutet eigentlich „Nichtraucher"?

In meinem ganzen Buch ist die Rede vom Nichtraucher. Doch was bedeutet eigentlich dieses Wort. Eigentlich finde ich es ein wenig absurd, denn die Rede ist vom Raucher oder Nichtraucher. In der Gesellschaft gibt es diese beiden Ausdrücke. Als ob die Menschen in zwei Hälften getrennt wären. Doch ist dies wirklich zutreffend? „Hey, ich bin dann ein <u>Nicht</u>autofahrer" *oder* „Hey, ich bin dann ein <u>Nicht-</u>Fussball-Fan". Merken Sie schon, was ich Ihnen verdeutlichen möchte?

Warum eigentlich <u>Nicht</u>raucher? Es käme doch kein Mensch auf die Idee zu sagen, dass er ein Nichtnaturmensch sei, ein Nichtkartenspieler, ein Nichtheroinabhängiger usw. Warum wird dann dieser Ausdruck verwendet? Der Ball ist nun bei Ihnen. Was denken Sie?

40. Tag 207 als Nichtraucher 14.3.2018

Ich möchte heute zu der Geschichte, die sich vor ein paar Tagen zugetragen hatte, zurückkehren. Ich konnte heute bei der Arbeit mit dem Mitarbeiter sprechen, der das Rauchen beendet hatte. Genauer gesagt, schnappte ich ihn mir zur Seite

(Ich kursiv geschrieben):
Entschuldigung, darf ich dich was fragen?
Hallo, ja.
Rauchst du noch immer nicht? Du hast ja, so habe ich es vernommen, damit aufgehört, oder?
Doch, leider rauche ich wieder. Aber ich möchte aufhören, ich merke einfach, dass es mir nicht guttut.
Oh schade, ich wollte dir in diesem Moment eigentlich gratulieren für deinen Weg.
Etc.
Der Dialog ging etwa noch drei bis vier Sätze weiter. Ich empfahl ihm das Buch „Endlich Nichtraucher" von Allen Carr und merkte dazu an, dass ich selbst mühelos im letzten Sommer, Dank des Buches, mit dem Rauchen aufhören konnte. Er wusste nicht, dass ich ein Ex-Raucher bin. Das Besondere daran ist, dass man während des Lesens des Buches sogar noch rauchen darf. Er bedankte sich bei mir. Bald darauf trennten sich auch schon unsere Wege und wir begaben uns wieder an unsere Arbeit.

Fazit: Ich bedaure es sehr, dass er der Sucht wieder verfallen ist, oder aber er sich noch nicht gelöst hatte. Dennoch verspürte ich eine Befriedigung, dass ich ihm Allen Carr`s Buch weiterempfohlen hatte. Jetzt ist der Ball bei ihm. Er muss ihn nur anstossen, sprich: Er muss es nur lesen. Die Situation ist nicht die gleiche, als wenn ich das Buch einfach einem x-beliebigen Raucher nahelegen würde, der sich gar nicht mit dem Thema Aufhören auseinandersetzt. Er ist gewillt und hatte ja kommuniziert, dass er aufhören möchte. Ich hoffe, dass er den entscheidenden Schritt wagt.

41. Tag 209 als Nichtraucher 16.3.2018

Es ist jetzt etwa 100 Tage her, seit ich das letzte Mal an meiner e-Zigarette gezogen habe. Warum ich ausgerechnet heute davon berichte, liegt wohl daran, dass ich eine unfreiwillige Beobachtung gemacht habe. Auf dem Weg zur Arbeit war ich zeitlich etwas knapp dran und beschleunigte fortan meine Schritte. An der Rolltreppe reihte ich mich ein. Vor mir stand ein junger Mann auf der Treppe und zog wie wild an seiner e-Zigarette und nebelte mich ein. Er zog so heftig und oftmals an diesem elektronischen Ding – ich sah für einen gewissen Augenblick meine Hand nicht mehr vor den Augen. Ich nenne es mal Nebelwolke. Die Nebelwolke störte mich nicht. Auch den Geschmack empfand ich nicht als belästigend. Jedoch schärfte das Geschehen meine Sinne, sodass ich unfreiwillig eine Beobachtung startete. War in seinem Liquid etwa <u>nicht</u> genügend Nikotin enthalten und zog er deshalb nonstop an seinem Zauberstab, um seinen Nikotinpegel zu erreichen? Viele Gedanken schossen durch meinen Kopf. Jedenfalls wurde mir in diesem Moment klar, dass ich selbst schon eine Ewigkeit nicht mehr an meiner gezogen hatte. Am Abend, als ich dann meine e-Zigarette aus der Schublade geholt hatte, entschied ich mich, sie zu entsorgen! Ich brauche diesen Zauberstab nicht mehr.

42. Warum rauchen die Menschen (noch)?

Ich möchte da nicht zu weit ausholen. Ich finde es jedoch wichtig, folgendes anzumerken, bevor ich meine Meinung kundgebe: Das Tabakrauchen geht in der Geschichte der Menschheit weit zurück, jedoch möchte ich nicht bei Adam und Eva anfangen, ich möchte hier zu Lande, in der westlichen Gesellschaft, meine Meinung sagen. Wir sind mittlerweile schon so aufgeklärt, dass eigentlich jeder, wirklich jeder wissen sollte, dass das Rauchen alles andere als gesund ist. Punkt! Jährlich sterben weltweit etwa sechs Millionen Menschen an den direkten Folgen des Tabakkonsums. Das sind durchschnittlich gut 15'000 Menschen pro Tag! Jedoch ist es doch so, dass dies einen aktiven Raucher relativ kaltlässt – wie auch die Schockbilder oder aber auch die schriftlichen Warnhinweise auf den Zigarettenpackungen. Sollte ein Raucher solche Informationen zufällig vernehmen, dann kommen Argumente wie: „Bei mir wird es sicherlich nicht so weit kommen.", „Ich höre vorher auf, wenn ich merke, dass es mir nicht guttut.", „Ein Laster muss man haben.", „Irgendwann mache ich sowieso mal den Purzelbaum.", „Ich geniesse es zu rauchen, es ist vieles ungesund, z. B. gibt es viele Menschen, die zu übergewichtig sind und folglich gibt es auch Nahrung, die ungesund ist.", „Ich denke nicht, dass mir so etwas passiert. Ich fühle mich gesund." Würde das Rauchen schlagartig zu gesundheitlichen Folgen führen, also Sie rauchen und unmittelbar danach wäre Ihnen schlecht, ich denke, Sie würden das Rauchen mit einem anderen Blickwinkel betrachten. Das Zigarettenrauchen ist nicht zu vergleichen mit der Tatsache, etwas Schlechtes gegessen zu haben und Ihnen zeitnah übel wird und Sie sich dann ohne Vorwarnung eine halbe Nacht lang übergeben müssen. Die Folgen des Tabakkonsums kommen sehr schleichend. Aus diesem Grunde fühlen sich viele auf der sicheren Seite. <u>Eine</u> Zigarette bringt einen ja nicht um und möglicherweise auch nicht zwei oder hunderttausend. Es gibt Menschen, die haben ein hohes Alter erreicht, an dem sich viele Raucher ein scheinbares Vorbild nehmen. Mich selbst haben in den letzten ca. acht Jahren, ausser zuletzt, nie wirklich gesundheitlich ernstzunehmende Beschwerden begleitet. Warum sollte also ein Raucher damit aufhören? Jeder weiss zwar, dass es ungesund ist, jedoch fühlen sich viele, die rauchen, auch nicht ernsthaft krank. Nochmals: Warum sollten Sie aufhören? Es ist doch so, als Mama früher gesagt hat, dass zu viele Süssigkeiten nicht gut für die Zähne sind, hat man als Kind das nicht so ernst genommen und trotz des mütterlichen, gut gemeinten Ratschlags gleichwohl munter weiter Süssigkeiten in sich hineingestopft. Bis dann der jährliche Zahnarztbesuch näher rückte und der Befund zeigte, dass sich zwei Löcher in den Zähnen gebildet hatten. Auf das Rauchen bezogen ist es halt auch so, dass eine Süssigkeit sprich eine Zigarette noch keine Gefahr darstellt. Vielleicht geht es jahrelang gut. Doch irgendwann kann der Körper nicht mehr mit den durch die Zigaretten verursachten Vergiftungen fertigwerden. Jeder

Körper ist anders gebaut und folglich zeigen sich auch die gesundheitlichen Beschwerden individuell. Falls man dann zur Ärztin antraben muss, da gesundheitliche Beschwerden aufgetreten sind, dann kann es sein, dass es nicht wie beim Zahnarzt als Diagnose heisst: „Sie haben zwei Löcher an den Zähnen." Sondern vielleicht: „Wir müssen Ihnen ein Bein amputieren, oder wir haben festgestellt, dass Sie Krebs haben." Gehen Sie in sich und stellen Sie sich vor, dass Ihnen eine solche Diagnose gestellt wird. Wie geht es Ihnen dabei? Ist es nicht so, dass das Schlimmste daran wäre, dass Sie selbst dafür gesorgt haben, dass Ihnen eine solche Hiobsbotschaft verkündet wurde? Sie könnten dann dem Nachbarn die Schuld geben, der gegenwärtigen Situation. Sie könnten die Schuld in Ihrer Kindheit suchen. Jedoch Sie selbst haben das Feuerzeug stets aufs Neue geklickt und damit den tödlichen Zauberstab des Verderbens angeheizt. Es werden heutzutage so viele Wege aufgezeigt, mit denen man das Rauchen beenden könnte. Es wird vor den gesundheitlichen Folgen des Tabakkonsums gewarnt. Dennoch, so denke ich, muss es bei jedem einzelnen erst *Klick* machen, bevor er bereit ist sich damit intensiv auseinanderzusetzen. So genannte *Klick*-Momente könnten sein, dass ein geliebter Mensch an den folgen des Rauchens stirbt, oder ernsthaft krank wird, oder aber, dass einen selbst gesundheitliche Beschwerden plagen. Dass ein Raucher seine Augen auf eine Zigarettenpackung richtet und z. B. abgefaulte Zähne oder eine schwarze Lunge usw. ihn dazu bewegen, oder aber animieren, das Rauchen ab jetzt wegzulassen, daran glaube ich so wenig wie an den Osterhasen. Die meisten Menschen lassen sich nicht gerne belehren und bekehren. Dies gilt nicht nur fürs Rauchen, sondern auch für sehr viele andere Lebensbereiche. Jeder lebt in seiner eigenen Wirklichkeit und hat somit Gründe, auch wenn diese sehr tief in der Trickkiste gesucht werden müssen, dass er das Rauchen nicht beenden möchte oder warum <u>jetzt</u> nicht der richtige Zeitpunkt dafür wäre. Überzeugung ist kontraproduktiv und führt nur zum Gegenteil. Man kann die Menschen zu ihrem Glück nicht zwingen. Man kann das Pferd zur Tränke führen, doch trinken muss es alleine.

43. Gedanken sind Kräfte

Wie der Titel dieses Kapitel schon sagt: Gedanken sind Kräfte! Was möchte ich damit ausdrücken? Sicherlich ist Ihnen schon einmal aufgefallen, dass *man* mit der *richtigen* Einstellung sprichwörtlich Berge versetzen kann. Doch, wer ist *man* und gibt es denn die *richtige* Einstellung? Sage ich als Mensch z. B.: „Hey, für mich ist es zu schwer mit dem Rauchen aufzuhören." Dann vertrete ich ganz klar meine subjektive Meinung. Sage ich jedoch z. B. „Hey, *man* kann mit dem Rauchen nicht aufhören, das ist viel zu schwer." Dann vertrete ich ebenfalls <u>meine</u> subjektive Meinung, jedoch mit einem Unterschied, dass im zweiten Beispiel ich mir quasi seelischen Beistand hole, eine Art Verstärkung mit dem Wörtchen „man". Ich könnte jetzt auch gemein sein und sagen, dass es für mich eine Art Fassade darstellt, hinter der sich dann der Mensch versteckt, sodass er sich nicht mit sich selbst wirklich auseinandersetzen und reflektieren muss und somit seinen Blickwickel, also seine Einstellung, ändern könnte. Jetzt aber der saubere Übergang: Was ist denn die *richtige* Einstellung? Eines vorweg, ich denke, es gibt nicht <u>die</u> richtige Einstellung! Da jeder Mensch in seiner eigenen Wirklichkeit lebt und somit vielleicht für ihn <u>die</u> *richtige* Einstellung darstellt und für jemand anderes es eine Fehleinstellung wäre. Äusserlich leben wir alle auf dieser Erde, innerlich lebt jeder in seiner eigenen Welt. Jeder Mensch erlebt Dinge anders, sei es einen Urlaub oder einen Trip im Wald, sei es ein Einkaufserlebnis oder ganz banal formuliert, die Wahl eines Pullovers. Es gibt kein „bestes Restaurant" – es gibt keine „hässlichen Schuhe", es gibt keinen „perfekten Urlaubsort", es gibt kein „zu heisses Bad", es gibt keinen „besten Sänger", es gibt kein „schlechtes Wetter" usw.

Ich nehme jetzt das Beispiel „schlechtes Wetter": Was ist denn ein „schlechtes Wetter"? Wenn ich jetzt von Ihnen innerhalb von drei Sekunden eine Antwort haben möchte, würden Sie auch die entsprechende Antwort geben: „Wenn es draussen regnet, dann ist schlechtes Wetter." Ist dann wirklich schlechtes Wetter oder ist schlechtes Wetter, weil so viele Menschen regnerische Tage als schlechtes Wetter bezeichnen? Bezeichnen so viele Menschen „schlechtes Wetter" als „schlechtes Wetter", da wir bereits in Kindheitstagen bei regnerischen Tagen den Satz: „Oh, es ist schlechtes Wetter draussen" in unserem Unterbewusstsein abgespeichert haben, sodass wir regnerische Tage als „unangenehm und schlecht" wahrnehmen und empfinden? Nicht zuletzt werden wir auch, so denke ich, durch die Medien mit den Aussagen „Heute ist „schlechtes Wetter" manipuliert und somit beeinflusst. Nehmen wir das so genannte „schlechte Wetter" für einen Schiffbrüchigen, der schon einen Tag im Meer durstig und mit unvorstellbaren Strapazen auf seinem Rettungsboot ausgeharrt hat. Für ihn wäre das so genannte „schlechte Wetter", sprich der Regen mit purem Gold aufzuwiegen! Natürlich sind nicht alle Aktivitäten bei jedem Wetter möglich. Bei einem Sturm auf das offene Meer hinauszusegeln, wäre nicht klug. Dennoch ist ein Sturm ein natürlicher Vorgang, der dazu dient, die Meere zu säubern und die Temperaturen zu regulieren, auch wenn der Sturm oftmals unschöne Spuren hinterlässt, die manch traurige Geschichten mit sich bringen. Mir persönlich geht es aber darum, mit welchen Worten wir unser Unterbewusstsein füttern. Wenn ich morgens aufstehe und aus dem Fenster schaue, sind meine Worte nicht: „Oh nein, es regnet!", sondern vielmehr: „Danke für einen neuen wundervollen Tag, der mir gegönnt ist, der Regen tut der Natur gut, zudem stillt er den Durst meiner Pflanzen." Schliesslich verfüge ich über einen Regenschirm und geeignete Kleider. Es kommt bei allem auf die Perspektive an. Die Welt ist einfach. Erst durch unsere eigenen Gedanken erwecken Sie, ich, Wir alle, die Welt zum Leben. Dabei kommen äussere Einflüsse zur Geltung wie z. B. die gut gemeinten Ratschläge unserer Eltern oder das Erlebte mit unseren Freunden. Unser Unterbewusstsein schnappt alles auf. Unsere Erfahrungen prägen unsere Wahrnehmung. Doch wie kann jeder Einzelne von uns jetzt Berge versetzen? Anscheinend, so behaupte ich, gibt es die *richtige* Einstellung nicht! Ist das Glas halb voll oder halb leer? Der Optimist würde vermutlich das Glas als halb voll betrachten. Für den Pessimisten wäre es sehr wahrscheinlich halb leer. Aber wissen Sie was? Hauptsache, ich habe ein Glas mit Wasser. So würde wahrscheinlich ein positiv denkender Mensch antworten. Ich denke, dass, wenn jeder für sich selbst seine Perspektive ändert, dann könnte eine Sache ganz anders verlaufen. Es gibt Menschen, die drehen sich sprichwörtlich im Kreis, vielleicht hat es damit zu tun, dass sie auch immer dieselben Gewohnheiten ausführen, immer die ähnlichen Gedankengänge verfolgen. Machen Sie mal etwas, das Sie noch nie gemacht haben. Kaufen Sie mal nicht bei Ihrem Lieblingsbäcker die Brötchen. Gehen Sie mal nicht in Ihr gewohntes Lieblingsschwimmbad. Nehmen Sie einen ganz anderen Weg, z. B. zur Arbeit. Verstehen Sie, was ich meine? Verlassen Sie Ihre Komfortzone. Trauen Sie sich etwas Neues zu und Sie werden erkennen, dass es möglich ist, allein mit Gedanken Berge zu versetzen. Ihre ganz persönlichen Berge. Ich möchte

Ihnen verdeutlichen, dass alleine mit der Erkenntnis, dass <u>nichts</u> so ist, wie es ist, Sie ganz alleine bestimmen können, <u>wie</u> etwas ist! Selbstverständlich begleiten einen Unannehmlichkeiten im Leben, also sprichwörtlich hat jeder seinen Lebensrucksack zu tragen. Jedoch liegt die Betrachtungsweise, wie schwer oder unangenehm der Rucksack zu tragen ist, bei jedem selbst! Schicksalsschläge kommen unerwartet, das stimmt. Jedoch mit welcher Einstellung Sie Ihnen begegnen, liegt an Ihnen! Was zum Teufel hat das Kapitel mit dem Rauchen zu tun, fragen Sie sich vielleicht? Nun: Durch Ihre ganz persönliche *richtige* Einstellung können Sie selbst entscheiden, ob Sie durch die Hölle gehen oder ob Sie über eine Blumenwiese gehen, nachdem Sie sich z. B. entschieden haben, mit dem Rauchen Schluss zu machen. Sie können sich <u>befreien,</u> oder aber Sie können das Rauchen <u>aufgeben</u>. Es ist Ihre Entscheidung. Schlussendlich sind die Fakten klar und deutlich: **Rauchen tötet!** Aus diesem Grund ist es irgendwann unerlässlich, sich davon zu lösen. Wie, wann, wo, mit Hilfe, ohne Hilfe ist eigentlich egal. Zuerst ist <u>immer</u> der Gedanke. Wie Sie es angehen, dass entscheiden nur Sie alleine!

44. Tag 225 als Nichtraucher 1.4.2017

Es ist mir sehr peinlich und ich versinke gerade in diesem Moment, in dem ich diese Zeilen schreibe, in meinem Sessel. Ich rauche wieder. Ich konnte der Versuchung nicht widerstehen. Erst habe ich das Kapitel „Gedanken sind Kräfte" verfasst und jetzt das Desaster. Ich gebe es zu: Ich habe es doch sehr vermisst, täglich Zigarettenrauch zu inhalieren. Warum? Einfach so, weil es halt Spass machte. Ich habe es nicht mehr ausgehalten und musste mir am nächstgelegenen Ort eine Packung Zigaretten kaufen. Es war gar nicht so einfach, an einem Sonntag einen geöffneten Laden zu finden, in dem ich meine Zigaretten kaufen konnte. Aber halb so wild, so dachte ich, für die Zigaretten bin ich früher auch sprichwörtlich um die Welt gereist, als sie mir mal ausgegangen sind. Für die Befriedigung meiner Sucht ist mir kein Weg zu lang! APRIL, APRIL!

Ich gebe zu, es ist fragwürdig, über dieses ernst zu nehmende Thema Witze zu reissen. Jedoch mach ich es trotzdem. Warum? Weil ich es kann. Bitte nehmen Sie mir mein Spässchen nicht allzu übel.

Tag 226 als Nichtraucher 2.4.2017

Am Tag 181 hatte Alexandra ihre Eltern darüber informiert, dass ich nicht mehr rauche. Ihr Vater hatte mich dafür bereits persönlich gelobt. Er erkundigte sich aus ehrlichem Interesse bei mir. Ob ich denn jetzt noch Lust habe zu rauchen, ob es schwer war für mich aufzuhören etc. Das freute mich sehr. Er fügte auch hinzu, dass es ihm bis jetzt nicht aufgefallen sei. Verschiedene Gedanken begleiteten mich seither: Hätte ich von Anfang an alle meine engsten Mitmenschen über meinen geplanten Rauchstopp informieren sollen? Meine Antwort ist Nein. Wie es gekommen wäre oder was für verschiedene Reaktionen auf mich zugekommen wären, spielt keine Rolle. Ich habe genau das Richtige gemacht. Meine erhofften Reaktionen, so denke ich erfahrungsgemäss, blieben dann auch aus. Doch warum erzähle ich Ihnen das? Ich wünschte, dass meine engsten Menschen mehr auf mein vollbrachtes Wunder eingehen würden. Vermutlich kann ich dies nicht erwarten und ich muss damit zurechtkommen, was ich auch kann oder anders ausgedrückt, auch muss. Jedoch möchte ich noch etwas anmerken: Vielleicht werden viele Bücher geschrieben, die der Öffentlichkeit zugänglich gemacht werden aus dem Grund, dass viele Menschen zu wenig Anerkennung, Aufmerksamkeit, Beachtung, Wertschätzung etc. erhalten und sie unter anderem aus diesem Grund die Gedanken, die im Kopf kreisen, auf Papier bringen. Mit anderen Worten ausgedrückt: Menschen haben was zu erzählen und möchten, dass ihnen zugehört wird. Auch ich habe viel zu berichten und anscheinend so viel, dass ich mehr erzählen möchte, als es anderen lieb ist und ich unter anderem aus diesem Grunde auch mein Buch verfasse.

Tag 235 als Nichtraucher 11.4.2017

Am Tag 123 habe ich zum ersten Mal eine detaillierte Rückblende geschaltet. Das Jahr ging zu

Ende und der Moment schien passend für mich zu sein. Ich möchte auch hier und jetzt, heute, eine Rückblende starten:

235 Tage rauchfrei! Wow! Natürlich ist es so, dass ich nicht mehr stündlich an meinen Absprung denken muss oder besser ausgedrückt, meinen erfolgreichen, rauchfreien Weg stets in Erinnerung rufen muss. Dennoch begleitet mich die riesige Freude, dass ich es geschafft habe. Es hört sich vielleicht für Sie etwas eigenartig an, aber täglich, wenn ich irgendwo, an irgendeinem Ort, zu irgendeiner Zeit einen Raucher sehe, der sich gerade eine Zigarette ansteckt, dann kommt in mir mächtiger Stolz auf. „Ich brauche mein Leben nicht mehr nach meiner Sucht auszurichten, ich bin frei"! Zugleich stimmt es mich dann auch wieder traurig, dass diese Person sich etwas antut, von dem ich damals auch der festen Überzeugung war, dass es mir in jeglichen Lebenssituationen eine Stütze gewesen sei, ich aber heute um einiges dazugelernt habe und somit eines Besseren belehrt wurde, und zwar: Dass die Zigarette für mich keinen, überhaupt keinen Nutzen hat. Der Stand heute ist ein anderer und ich sage Ihnen, dass es für mich keinen Grund gäbe, überhaupt nur einem Gedanken daran zu verschwenden, ob die Zigarette dann vielleicht doch ein Genuss sei oder nicht. Meine persönliche Antwort ist ganz klar Nein! Ich kann mich noch blendend daran erinnern, als ich als Raucher im vergangenen Jahr am Ufer eines Gewässers sass und ich mir sagte: „Klar möchte ich aufhören mit dem Rauchen, dennoch kann ich es mir nur schwer vorstellen, wie ich in Zukunft dann ohne eine Zigarette in der Hand den Moment so richtig geniessen könne." Heute kann ich Ihnen sagen, dass ich es umso mehr geniesse, an einem Gewässer zu sitzen und mich an dem lauen Lüftchen, das mir um die Nase weht, zu erfreuen, oder aber auch einfach nur in die Weiten zu blicken und das Leben, mein Leben wieder so zu geniessen, wie ich es genossen hatte, bevor ich Raucher wurde. Manchmal lohnt es sich, aus alten Gewohnheiten auszubrechen und neue, unbekannte Wege zu gehen. Mit diesen Worten möchte ich meinen kleinen Rückblick beenden.

Tag 250 als Nichtraucher 26.4.2018

Es ist schon irgendwie komisch. Ich habe heute gefrühstückt und mich gleich ans Werk gemacht. Ich habe ein paar Hausarbeiten erledigt. Nachdem ich dann Staub gesaugt hatte, gönnte ich mir einen Kaffee, als kleine Pause sozusagen, aber auch, weil ich zum Frühstücken morgens den Kaffee nicht zu mir genommen habe und mir irgendwie etwas zu fehlen schien. Der Punkt ist jedoch dieser: Es war für mich ganz normal, diesen Kaffee zu trinken, ohne irgendwie ein Verlustgefühl wahrzunehmen.

45. Tag 262 als Nichtraucher 8.5.2018

Wie ich anfangs erwähnt habe, war es mir sehr wichtig, dass ich bereits als Nichtraucher meine neue Arbeitsstelle antreten werde. Dass ich vor nicht allzu langer Zeit ein Raucher war, wusste fast niemand. Ich wurde in die Schublade Nichtraucher eingestuft. Doch heute wurde ich von einem Kollegen gefragt, ob ich denn auch mal geraucht habe. Ich ging kurz in mich und wartete ein paar Sekunden, bis ich eine Antwort gab. Ich erwiderte ihm schliesslich mit einem kurzen „Ja, ich habe mal geraucht." Der Kollege wollte aber mehr wissen und schon bald beteiligten sich andere Kollegen an der Unterhaltung, andere Raucherkollegen. „Ja, ich habe auch mal aufgehört und dann leider wieder damit angefangen" *oder* „Ich möchte auch bald wieder aufhören". Die Unterhaltung wurde schnell allgemein und so konnte ich und <u>wollte</u> ich vielleicht auch nicht meinen Weg als Nichtraucher erläutern. Die Unterhaltung fand auch auf der Arbeit und nicht privat statt. Interessant fand ich allerdings, dass die Kollegen, die Raucher sind, mir mit ihren Aussagen klargemacht haben, dass sie am liebsten auch Nichtraucher wären.

Tag 267 als Nichtraucher 13.5.2018

Was ist denn eigentlich aus meinen Verhaltensmustern geworden, habe ich mich in letzter Zeit gefragt. Mit diesen meine ich nicht nur Dinge die ich mit der Zigarette verknüpft hatte (Kaffee-Zigarette, die Nach-dem-Essen-Zigarette, die Vor-dem-Schlafengehen-Zigarette etc.). Ich meine eher die Situationen, in denen ich eine Zigarette als *Stütze* benötigt hatte z. B. vor einem ungemein wichtigen Gespräch, während eines Telefonats, während des Wartens auf den Bus etc. Konkret möchte ich auf die jetzt folgende Situation eingehen: Als ich letztens vor dem Einkaufsgeschäft auf Alexandra gewartet habe, dachte ich daran, dass ich jetzt eigentlich eine Zigarette rauchen würde, um die Wartezeit scheinbar zu überbrücken. Früher rauchte ich fast immer in solchen Momenten eine Zigarette. Ausser, ich wollte es mir selbst mit grosser Disziplin untersagen, weil ich schon viel zu viel an diesem Tag geraucht hatte. Doch ich *genoss* die Wartezeit ohne eine Zigarette. Genau wie dieser Moment, scheint mir auch nichts mehr in anderen Situationen zu fehlen, in denen ich früher geraucht hätte. Lange Worte, kurzer Sinn: Es gibt zwar Momente, in denen ich selbst heute, nach über 250 Tagen, mir in gewissen Situationen an die Zigarette erinnert werde, jedoch hat sich die Scheibe um 180 Grad gedreht. Will heissen, dass ich zwar manchmal noch erinnert werde, dass ich mal Raucher war, doch nicht mehr und auch nicht weniger! Der aufkommende Gedanken ist wie eine Seifenblase, die unmittelbar danach verplatzt und sich in nichts auflöst.

Tag 269 als Nichtraucher 15.5.2018

Ich habe in der Nacht auf heute erneut einen sehr realen Traum gehabt. Ich rauchte wieder tagtäglich, doch nur morgens und abends. Am Tag jedoch nie. In meinem Traum sah ich auch mein Ich, das sich bei der Arbeit das Rauchen untersagte, da es nicht wollte, dass irgendein Mitarbeiter mitbekommt, dass ich rauche. Ich verzichtete tagsüber also darauf und rauchte wie früher, als ich z. B. mit der Bahn nach Berlin fuhr, zwei-drei Zigaretten im Vorfeld der Reise, sodass ich halbwegs den Tag überstehen konnte. Als ich dann früh am Morgen aufwachte und bald realisierte, dass ich Gott sei Dank nur geträumt habe, legte ich mich sichtlich erleichtert nochmal hin. Trotzdem bleib für mich eine Frage im Raum stehen: Warum habe ich nach gut 250 Tagen davon geträumt, dass ich wieder rauchen würde?

Tag 284 als Nichtraucher 30.5.2018

Ich habe im Verlauf der letzten paar Monate viele Gespräche mit Menschen geführt, die Raucher sind. Ich habe ein paar Dialoge in mein Buch aufgenommen. Es fanden Gespräche statt, die ich aber aus Gründen nicht in mein Buch übernehmen wollte. Jedenfalls hat sich heute ein Gespräch ergeben, von dem ich Ihnen gerne kurz berichten möchte: Ich wurde in ein Gespräch verwickelt, in dem ich mit bekam, wie zwei Raucher miteinander über das

Aufhören mit dem Rauchen sprachen. Der eine meinte, dass das Aufhören kein Problem wäre, jedoch das Durchziehen des Entschlusses dann schon. Mir war nicht klar, wie er dies gemeint hatte. Vielleicht meinte er, dass er ja nach jeder gerauchten Zigarette aufhört mit dem Rauchen. Dann wäre die entscheidende Frage: <u>Warum</u> fängt er immer wieder mit dem Rauchen an? Ich fand es äusserst spannend. Natürlich hätte ich jetzt euphorisch von Allen Carr`s Buch berichten können und von seiner unglaublichen Methode, aber versuchen Sie mal jemanden von etwas zu überzeugen, der dazu in seiner momentanen Lebenslage nicht bereit ist. Das wäre etwa das Gleiche, als wenn der Affe einen Fisch belehren möchte, wie der Fisch klettern sollte!

46. Weltnichtrauchertag 31.5.2018

Heute ist „Weltnichtrauchertag". Ehrlich gesagt habe ich in meinen früheren Jahren gar nicht gewusst, dass es so einen Tag überhaupt gibt. Die Idee finde ich grossartig! Erstmal möchte ich ein paar Dinge erläutern die ich im Jahresbericht 2018 des Weltnichtrauchertag-Berichts gelesen habe. So wie ich dem Bericht vernehme, kritisiert die WHO die fehlende Aufklärung bezüglich des Tabakkonsums. Es wird erwähnt, dass die Menschen in China grösstenteils <u>nicht</u> genügend aufgeklärt sind, z. B. darüber, dass es durch das Rauchen zu einem Herzinfarkt kommen kann. In Indonesien ist über der Hälfte der Menschen nicht bewusst, dass das

Rauchen bspw. einen Schlaganfall auslösen könnte. Ich möchte es hier mal so stehen lassen. Lesen Sie bitte den Bericht selbst und machen Sie sich ihr eigenes Bild. Ich habe im Kapitel „Warum habe ich geraucht und habe ich denn wirklich keine Zigarette genossen? erwähnt, dass ich Videos gesehen habe, in denen Kinder in Indonesien gezeigt wurden, die bis zu einer Schachtel Zigaretten am Tag rauchen. Wenn ich es von diesem Standpunkt aus betrachte, dann schenke ich der WHO Glauben, dass zu viele Menschen über die Folgen des Rauchens einfach nicht richtig aufgeklärt sind. Ich konnte im Verlaufe meines Raucherlebens oder aber auch im Verlaufe nur des letzten Jahres miterleben, wie kontinuierlich Verbote um Verbote erlassen wurden. Natürlich ist auch dadurch die Anzahl der Raucher zurückgegangen. Dennoch stagnieren die Zahlen allmählich oder gehen nur noch schleichend zurück. Was ist der Grund dafür? Stellen Sie sich vor, dass eine Mutter raucht und das z. B. 10-jährige Kind nicht.

Das Kind fragt:
Kind: „Mama, wieso rauchst du, es stinkt?"
Mutter: „Weil ich es geniesse!"
Kind: „Darf ich auch eine Zigarette, ich möchte auch in den Genuss kommen?"
Mutter: „Nein, es ist ungesund zu rauchen und Du bist noch zu jung."
Kind: „Darf ich dann, wenn ich 18 bin, rauchen?"
Mutter: „Eigentlich möchte ich mein Kind

nicht rauchen sehen!"

Kind: „Und warum rauchst du dann?"

Warum raucht die Mutter dann? Einen Dialog zwischen Kindern und rauchenden Erwachsenen finde ich immer hoch spannend, denn da kommen so manche Erwachsene ins Stottern! Weil die meisten eigentlich gar nicht wissen, warum sie rauchen! Geschweige denn, dass sie süchtig sind. Sie wissen vielleicht über die gravierenden Folgen Bescheid, jedoch nicht mehr und auch nicht weniger. Diesen Ansatz, denke ich, müsste man transparent machen. Eine Aufklärung bezüglich der Folgen des Rauchens finde ich super. Da kann ich überhaupt nichts einwenden. Da sind sich auch die meisten einig, jedoch würde es meiner Meinung nach auch Sinn machen, nicht nur über die Folgen aufzuklären, sondern auch darüber, was Menschen bewegt, <u>überhaupt zu rauchen</u>. Denn im Grossen und Ganzen gehen die Menschen, die rauchen, laut meinen Beobachtungen und Recherchen fast identischen „Rauchergewohnheiten" nach.

47. Tag 302 als Nichtraucher 17.6.2018

Es ist Fussball WM 2018. Die einen interessiert es, die anderen nicht. Es muss auch nicht jedermanns Sache sein. Punkt!

Ich schaue mir gerne Spiele von Mannschaften an, bei denen ich mitfiebern möchte. Ich habe mir folgende Frage gestellt: Was wäre, wenn die Fussballer alles Raucher wären? Würden die Spieler über die ersten 45 Minuten Spielzeit kommen? Könnte ein Spieler mehrere Konter in Angriff nehmen und sprinten? Würde den Fussballern schon nach kurzer Zeit die Puste ausgehen? Genau in diesem Zusammenhang möchten Sie sicherlich auch erfahren, wie es um meine Lungenkapazität steht? Ich habe erwähnt, dass ich zu späterer Zeit unbedingt einen weiteren Lungentest machen möchte. Nun, jetzt ist es so, dass ich mich entschieden habe, keinen weiteren mehr zu machen. Zum einen, weil die Gratis-Lungentests dieses Jahr nicht mehr angeboten wurden und zum anderen, da ich der festen Überzeugung bin, dass sich meine Lungen (noch) besser regeneriert haben! Mich plagen keine Schmerzen mehr auf der Brust und ich kann auch ganz tief in meine Lungen atmen. Was für mich heisst, dass es nicht mehr nötig ist, einen Lungentest zu absolvieren.

49. Tag 365 als Nichtraucher 17.8.2018

365 Tage sind vergangen, seit ich meine allerletzte Zigarette geraucht habe. 365 Tage setzte ich mich mit diesem Thema auseinander und richtete den Fokus auf meine Entwöhnung. Rückblickend ist es für mich eine sehr lange Zeit. Jedoch vom Hier und Jetzt betrachtet, scheint es fast so, als ob der ganze Prozess wie im Flug vergangen ist. Sie kennen sicherlich das Phänomen: „ Ach, schon

wieder Weihnachten" *oder* „Ach, schon wieder die Zeitumstellung" *oder* „Ach, schon wieder Montag". Ich glaube, Sie wissen, was ich meine. Genauso ähnlich nehme ich meine vergangene Reise, die ich als Nichtraucher gestartet bin, wahr. Jedoch muss ich Ihnen ganz klar mitteilen, dass ich mein Jahr als sehr positiv einschätze. Wirklich sehr positiv, denn, durch meine Gedankensortierungen, die ich angegangen bin, wurde mir klar, dass meine, Ihre, unser aller Gedanken wahnsinnige Kräfte sind. Anstatt einen langen qualvollen Entzug durchzuboxen, den ich eigentlich erwartet hatte, noch bevor ich mich intensiv mit dem Thema Rauchen befasst hatte, konnte ich einen einfachen Weg gehen. Einen Weg, der mir sicherlich auch seine Steine aufzeigte, jedoch konnte ich mit ihnen etwas Schönes bauen sprich, ich löste mich vom Rauchen mit einer anderen Sichtweise. Ich verzichtete nicht auf das Rauchen, sondern ich fing an, mich davon zu befreien! Am Anfang, als ich noch in der Überlegungsphase war, musste ich zuerst in mich hineinhorchen und herausfinden, ob und wie ich es angehen könnte. Schlussendlich habe ich mich für den für mich richtigen Weg entschieden, wobei ich überzeugt bin, dass ich den Kurs für den Rest meines Lebens beibehalten werde. Doch wie kann ich dies wissen, da ich ja schon einmal ca. fünf Jahre lang nicht mehr geraucht habe und dann erneut vom Ex-Raucher zum Raucher wurde? Erstes muss ich ganz klar sagen, dass ich <u>nicht</u> mit 100 % Gewissheit sagen kann, dass ich niemals mehr Sklave der Zigarette werde. Punkt! Aber ich wage zu behaupten, dass ich zu 99,99 % nie mehr rauchen werde! Ich weiss nicht, was in 50 Jahren sein wird, auch wenn mein zukünftiges Leben ein sichtbares Produkt meiner jetzigen Gedanken sein wird, gibt es immer wieder mal Ausnahmen. Diese Ausnahmen bekräftigen die 0,1 %. Fehler sind unsere Lehrmeister, damit möchte ich sagen, dass ich für mich meine Entscheidung, damals wieder Raucher zu werden, als wichtige Lektion für mein weiteres Leben sehen werde! Ich habe am eigenen Leib erfahren, wie schnell es wieder gehen kann, Rückfällig zu werden. Was ich aber mit Gewissheit unterstreichen kann, ist die Tatsache, dass das psychologische *Monster* so zum Leben erweckt wurde.

- Das Ritual, feuchten Tabak aus dem Beutel zu nehmen, diesen dann in den so genannten Topf zu geben. Danach etwas Alufolie darüber spannen, um mit dem Zahnstocher unzählige kleine Löcher zu piksen (Luftlöcher für die Kohle). Die Kohle dann mit einem Feuerzeug oder noch besser mit einer Grillzange über eine Kerze halten, bis das Kohlestück anfängt zu glühen, damit man es auf den mit Alufolie überspannten Topf legen kann, um dann endlich daran zu ziehen und sich aromatischen Rauch, in allen denkbaren Geschmacksrichtungen einziehen und eine dicke Wolke aus dem Mund blasen kann. Die ganze Schischa ist dann gut und gerne mal 45 Minuten im Dauerbetrieb.

Anfangs war es eine Schischa: „Nur ab und zu." Dann im Laufe der Zeit „Nur einmal wöchentlich." danach nahm ich sogar die Wasserpfeife mit, wenn Kollegen und ich in den Park gingen. Bis ich dann halt irgendwann doch merkte und mir auch zugestehen musste, dass mir etwas zu fehlen schien, wenn ich die Schischa <u>nicht</u> mitnahm. Danach wechselte ich zu Zigarillos (sind ganz klar handlicher als eine Schischa). Mehr muss ich ja nicht erwähnen, bis ich schlussendlich wieder zur Zigarette griff! Ich weiss um den Irrtum und aus eigener Erfahrung Bescheid, dass es die „Ab-und-zu-Zigarette" nicht gibt! Die Gefahr ist zu gross, dass es nicht bei der einen Gelegenheit bleibt. Es gibt weiss Gott genügend andere *Dinge,* mit denen man einen Erfolg würdigen kann. Es gibt weiss Gott andere Dinge, mit denen man sich des Lebens erfreuen kann und die einem wertvoll erscheinen. Warum sollte es eine Zigarette oder neuerdings eine e-Zigarette sein? Man kann auch genauso gut mit einer Tasse Tee einen Erfolg würdigen oder einen schönen Abend ausklingen lassen. Wertvoll, das ist meiner Meinung nach etwas, das für einen wertvoll erscheint. Ganz einfach. Jedoch gibt es auch viel Wertvolles, das wertvoll gemacht wird, ohne dass es eigentlich im Ursprung wertvoll ist.

Ein Beispiel: Nehmen wir an, dass es in einem Fachgeschäft bei einer Aktion ein stark limitiertes

Angebot an TV-Geräten gibt und dazu noch eine limitierte TV-Fernbedienung. Ich betone: stark limitiert! Wäre dieses TV-Gerät nicht irgendwie wertvoll? Obwohl es ein Leichtes gewesen wäre, genügend TV-Geräte herzustellen, entschied der Hersteller sich dafür, ein limitiertes Angebot auf den Markt zu bringen. Genauso ist es doch mit unzähligen vielen Dingen des Lebens.

Noch ein Beispiel: Eine Theatervorstellung, die weltweit nur einmal, z. B. in Deutschland, aufgeführt wird, ist doch wertvoll und speziell? Obwohl es auch sicherlich ohne grosse Mühe möglich wäre, die Theatervorstellung in weiteren Ländern unbegrenzt zu zeigen. Es wird somit etwas Wertvolles erschaffen, das aber gar nicht wertvoll sein müsste. Ich hoffe, Sie können mir folgen. Genauso ist es doch auch mit den Zigaretten! Ob jetzt jemand wieder einmal im TV in einem stressigen Moment raucht und dann die irrtümlichen Signale setzt, dass Rauchen gegen Stress zu helfen scheint, oder ob jetzt ein Raucher wieder einmal, bevor die Bahn einfährt, sich genüsslich, um die Wartezeit zu überbrücken, eine Zigarette genehmigt und dann somit suggeriert, dass Rauchen gegen Langeweile helfen sollte oder ob die Aussage getätigt wird, dass gesund zu sterben auch keine Option sei und somit untermauert, dass die Zigarette eine Lebenshilfe zu sein scheint. Es spielt keine Rolle bei diesen Beispielen. Man stuft die Zigarette somit als ungeheuer wertvoll ein. Warum stuft man ein Produkt, das mehr Menschen auf dem Gewissen hat als alle

Kriege, Aids, Autounfälle zusammen, als Wertvoll ein? Weil es wertvoll gemacht wird! Zum einen durch die Botschaften der Werbungen, die von den Tabakkonzernen ausgegangen sind und immer noch ausgehen. Aber auch durch die Mundpropaganda, die etwas verzerrt ist. Zum anderen auch durch die Sucht, die dazu führt, dass er wie durch ein trübes Glas schaut. Ich habe alle abschreckenden Bilder und auch Botschaften all die Jahre ignoriert, als ich noch Raucher war! Erst als ich geheilt wurde, konnte ich meine Sichtweise selbst neu erkennen.

Für mich persönlich gibt es nur eine einzige Erkenntnis: Wenn ich mich aus irgendeinem Grund mal fragen sollte, ob ich jetzt doch nur einen Zug aus einer Zigarette nehmen sollte oder nur z. B. an Weihnachten mir einen Zigarillo anstecke. Dann sollte die Frage nicht sein, ob ich ab und zu eine rauchen möchte, sondern ob ich wieder Raucher werden möchte und zwar jeden Tag! Tag ein, Tag aus diesen ekligen, widerlichen, gesundheitsschädlichen Rauch zu inhalieren und mich dabei schlecht fühlen, weil ich etwas mache, von dem ich ganz klar weiss, dass ich es besser nicht machen sollte. Jedoch ich nicht anders kann, da ich süchtig bin! Süchtig nach einer Pflanze! Süchtig nach Nikotin! Süchtig nach der psychologisch manipulierten Annahme, dass es mir doch guttut zu rauchen. Dass es eine Stütze ist! Dass die Zigarette mir im Leben einen Wert gibt. Vielleicht hören sie ein wenig Frust aus meinen Sätzen heraus. Dies könnte daran liegen, dass ich ca. 15 Jahre lang hinters Licht geführt wurde und ich mich all die Zeit selbst vergiftet habe! Kann ich jemandem einem Vorwurf machen? Der Tabakindustrie? Meinen Freunden? Meiner Familie? Meinen Bekannten? Dem Staat? Mitnichten! Ich bin selbst für meine Taten verantwortlich. Niemand hatte mich gezwungen, Zigaretten zu rauchen! Am Ende zählt nur für mich, dass ich mich „heil" aus diesem Albtraum lösen konnte.

Es mag sein, dass ich im Verlaufe meines Buches auf diverse Dinge mein Augenmerk gerichtet hatte und teilweise etwas abgeschweift bin. Z. B. Wann und wie es meine liebsten Menschen mitbekommen haben, dass ich meinen Absprung gewagt hatte, oder, dass ich verschiedene Beobachtungen getätigt hatte und Sie daran teilhaben wollte. Ich bin nun mal ein Mensch, der nicht alles an die grosse Glocke hängt. Ich habe anfangs erkannt, als ich am Tag zwei als Nichtraucher auf mein Bruder Dave traf, dass es informativ und spannend für mich und auch Sie als Leser meines Buches sein könnte, wann und wie es mein Umfeld mitbekommt, oder aber auch auffasst, dass ich nicht mehr rauche. Ich habe meine Methode diesbezüglich weitergeführt. Hätte ich alle Menschen meines Umfelds anfangs informiert, so hätte ich eine ungeheure Last zu tragen gehabt und natürlich mir auch den einen oder anderen gut oder weniger gut gemeinten Ratschlag anhören müssen. Alles in allem ist es _mein_ persönlicher Weg vom Anfang bis zum Schluss in ein für mich besseres und rauchfreies Leben. Dies ist mir nun im verlaufe meines Entwöhnungsjahres klar geworden.

Ich hoffe, dass ich es Ihnen mit meinem Buch ermöglichen konnte, dass Sie das Rauchen an sich ein wenig hinterfragen und vielleicht konnte mein Buch bei Ihnen bewirken, dass sich Ihre Sichtweise bezüglich des Rauchens verändert hat. Vielleicht wissen Sie (noch) nicht genau, wann und wie Sie sich vom Rauchen lösen sollen. Dies ist nicht weiter schlimm. Hauptsache, Sie befassen sich mit diesem Thema und Sie werden merken, umso mehr Sie in dieses Gebiet eintauchen, umso mehr finden Sie Gefallen daran. In diesem Sinne möchte ich mich von Ihnen mit den abschliessenden Worten verabschieden:

„Es mag sein, dass allein die Vorstellung davon, mit dem Rauchen aufzuhören, dazu führt, dass es einem eiskalt den Rücken hinunterläuft! Dies möchte ich nicht bestreiten! Dies war auch bei mir so! Genau diese Vorstellung vertritt vermutlich auch ein Heroinabhängiger! Läuft es Ihnen eiskalt den Rücken herunter, wenn Sie von nun an Ihre Lebenstage ohne Heroin beschreiten müssen? Ich für meinen Teil habe und hatte überhaupt kein Verlangen nach Heroin! Doch ich hatte Verlangen nach Zigaretten! Ich habe kein Verlangen nach Heroin, weil ich nie süchtig danach war. Der einzige Grund, warum ich mich so ausführlich mit meinem Raucherdämon auseinandersetzen musste, damit ich mich von meinen Zigaretten verabschieden konnte, war: Ich war süchtig! Meine Psyche war süchtig! Ein Nichtraucher, der möchte weder die Zigaretten noch das Heroin. Ja, nicht mal ge-schenkt!"

Quellen:

Doku vom ORF III Themenmontag:
„Tabakkonzerne - Kinder als Zielgruppe" unter
https://www.youtube.com/watch?v=XHzj KRLgOkc
(abgerufen am Oktober 2017)

Frädrich, Stefan: „Wie hört man sofort mit dem Rauchen auf?" unter
https://www.youtube.com/watch?v=bU4c yLL-g6U
(abgerufen am Mai 2017)

20 min Zeitung:: „Tabakkonzerne starten Anti-Raucher-Kampagne" unter
https://www.20min.ch/panorama/news/st ory/Tabakkonzerne-starten-Anti-Raucher-Kampagne-23635787
(abgerufen am November 2017)

WHO, Weltnichtrauchertag Bericht: 2018:
Weltnichtrauchertag 2018: „WHO kritisiert fehlende Aufklärung" unter
https://www.unric.org/de/uno-schlagzeilen/28341-weltnichtrauchertag-2018-who-kritisiert-fehlende-aufklaerung
(abgerufen am Juni 2018)

Wikipedia: „Was ist Nicotin?" unter
https://de.wikipedia.org/wiki/Nicotin
(abgerufen am Okt. 2017

Wikipedia: „Die e-Zigarette" unter
https://de.wikipedia.org/wiki/Elektrische Zigarette
(abgerufen am Oktober 2017)

Deutsches Krebsforschungszentrum (DKFZ):
„Die Tabakindustriedokumente I" unter
https://www.rauch-frei.info/informier-dich/was-ist-drin.html
(abgerufen am Dezember 2017)